パンデミックはまた起こる

感染症の歴史を知り
未来に備えよ

はじめに

　今回の新型コロナウイルス感染症の流行により、多くの国民が感染症パンデミックの怖ろしさについて十分学んだものと思われます。

　しかしながら、現在、ウイルス感染症発生のハイリスクとなる地球の温暖化が大変危険な問題になって来ています。これに伴い、今まで主に熱帯地域で流行している蚊を中心とする感染症が、日本でも多く発生しています。さらに、新型コロナウイルス感染症もまだ完全には終息していません。コロナに感染した患者に投与するあまり良い薬がなく、現段階で良いとされる薬剤ですら高価で、あまり完成されたものではありません。

　有史以来、数多くの感染症が繰り返し起こり、多くの人が亡くなり、国や文明が滅亡したケースがよくありましたが、それらのうち天然痘やコレラなど、今まで多くの人達の英知により撲滅可能となってきた疾患もありました。まず、いかにしてこれらを人類が克服してきたかについて少し詳しく述べます。

なぜ、日本の感染症対策はこれほどまでに低下してしまったのでしょうか。要因の一つは、日本は研究者を含め若者の人口が極端に減少し、一方高齢者は増加し、医療費等が右肩上がりに増えていることにあります。政府が無策で、国内の主要な産業をほぼ海外に移したため、日本人の働く場がなくなって、日本の経済力は衰退し続け、新薬開発力も著しく低下しています。日本経済はこの30年間、特にリーマンショック以降は著しく停滞し、経済弱小国となってきたからです。

日本には優秀な人材が多くいましたし、現在でもいます。その人材を大いに活用し、また欧米の一流の国々がそうしているように、海外からも優秀な人材を引っ張って来て、いろいろ新たなイノベーションを促す必要があります。現在、世界が注目している半導体やAIを主とする産業国の力を活性化させるべきです。にもかかわらず、政府は現状を充分に認識しておらず、今日まで有効な対策をとって来ずに自らの生活を守るためだけに、政争を繰り返している国会議員の責任は非常に重く、または米国等が日本の軍事力及び、経済大国化を警戒して、この分野の成長を阻止させたこともあると思います。

そうした政府の姿勢や経済の停滞により、日本における感染症対策やウイルスに有効なワクチンや薬剤などの開発は極端に遅れてきています。

海外でも充分活躍できる教育を行うことが不可欠です。さらに、日本に優秀な人材を集め、もともと実力のある人たちに日本で働いて能力を発揮してもらえるような政策を実施していかなければ光は見えません。

世界の歴史を見ていると、一度繁栄した国は国民のプライドも高くなり、重労働を好まなくなります。第二次世界大戦で勝利したイギリス国民がそうであったように、日本人も英国病にかかってしまったままなら、再び繁栄を目指すこともかなわなくなってしまいます。日本人全体の理解と政治の変化の必要性を広く伝えることが重要です。

なぜ日本の医療がここまでダメになってしまったのか。

それらの答えを見つけるべく、本書ではこれまでに起こったさまざまなパンデミック感染症と、今後さらに再び起こりそうなパンデミックについて検討し、それらを通じて、今後政府はどうすれば日本の医療が世界に誇れるようにできるのかを中心に考えてみたいと思います。

序章　日本のコロナパンデミック対策を総括する

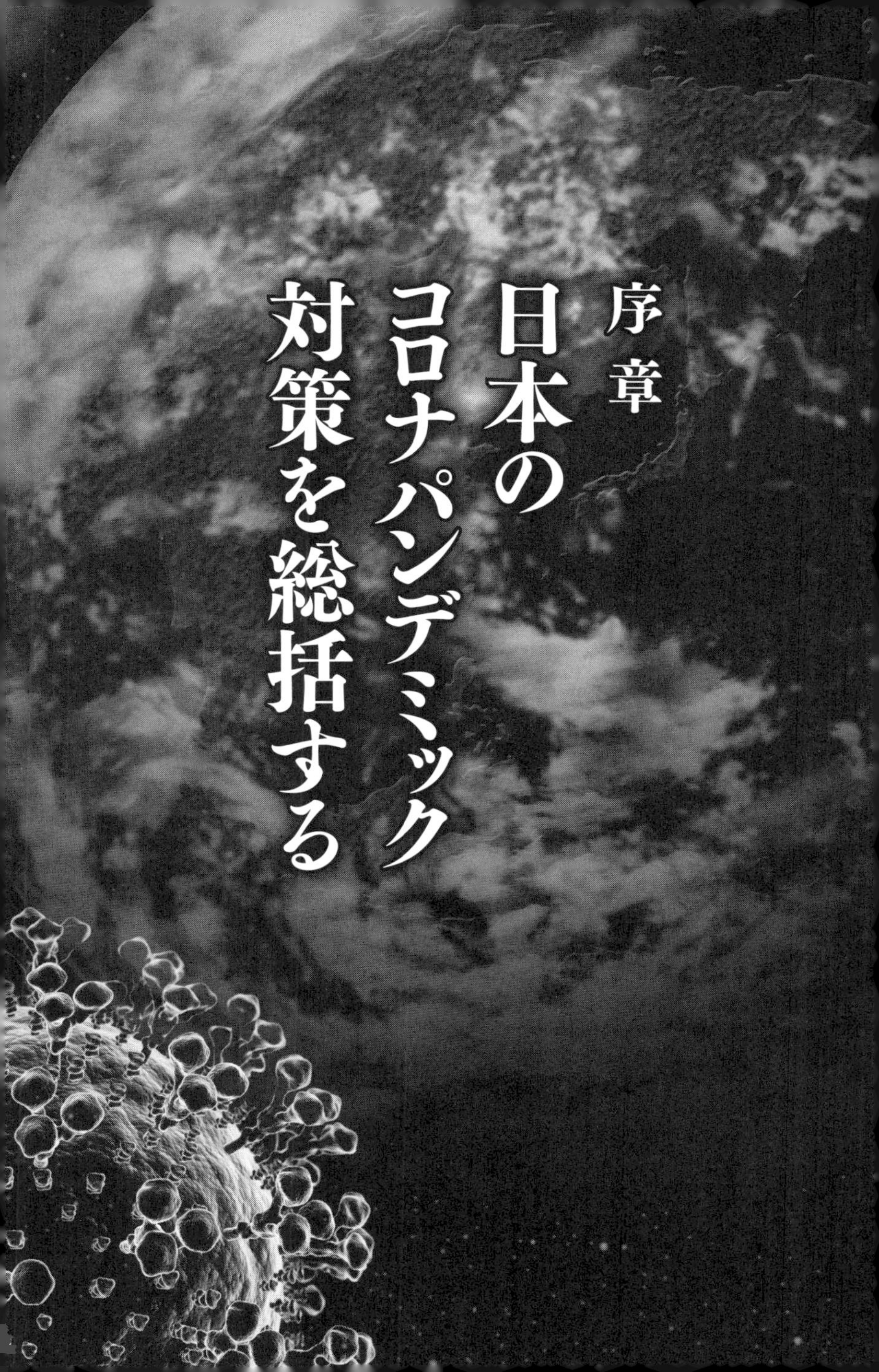

基本ができていなかったコロナウイルス感染の対応

新型コロナウイルス感染症（COVID-19）は、2023年5月7日をもって、感染症法における「5類感染症」に変更されました。医療への受診や行動などは個人の判断に任されることになり、あたかも終息したかのようになっています。しかし、新型コロナウイルスが消えてなくなったわけではありません。現在は国民の多くがワクチンやコロナ感染症を経験し、体内に免疫を持つ人が多くなり、終息も間近になっているようです。しかし、今後も予断を許さない中、ここで一度、今までの日本における新型コロナウイルス対応について総括しておきたいと思います。

原点とも言えるのは、2020年2月に起こったクルーズ船「ダイヤモンド・プリンセス号」での対応です。感染症の専門家として言わせてもらえば、「感染症史上まれに見る大失態」でした。水際でいかに感染拡大を防ぐかという場面で、いかに感染拡大に加担していたかは素人の目にも明らかでした(1)(2)(3)(4)。

大失態と断じる内容は2つあります。1つは約3700人の乗客乗員を3週間も船の中で待機させたために船内で感染を広げたこと、もう1つは乗客乗員の感染の有無が確認できないまま下船させ、思い思いの方法で帰宅させたことです。この対応は、ウイルスをわざわざ国内に招き入れる行為だったと言わざるを得ません。

感染症対策の基本は、検査を行って感染の有無を調べ、陽性の患者を速やかに隔離することです。そして感染経路を特定し、感染拡大を防ぐことが必要です。ところが、ダイヤモンド・プリンセス号では、乗客乗員全員にすでに可能であったＰＣＲ検査が行われたわけではありませんでした(3)(5)(6)(7)(8)。一般的にウイルスが特定できれば、数カ月で感染キットは作製可能なものです。にもかかわらず、なぜ日本がそんな稚拙な対応となったのか理解に苦しみます。

当時問題となったのは、政府はコロナ陽性者のキットによる診断を重要視しなかったことでした。感染症対策はいかに検査を徹底して感染者を洗い出し、しかるべき施設に隔離するかが重要なのです(1)(4)(9)。当初、ＰＣＲ検査に誤りがあるなどデメリットばかりが強調され、被験者の人数が極端に絞り込まれました(7)。今回の新型コロナウイルス感染症対策に関わった専門家チームの中には、「コロナ対策はクラスターを調べればよく、やみくもに検査をしても意味がない」と堂々と発言している専門家がいました(6)。

従って、全国レベルでの検査数は諸外国の10分の1以下で推移しました。この時期、世界保健機関（WHO）でも積極的に検査することを推奨しており、日本のPCR検査数の少なさは問題視されていました。

しかし、「PCR検査を個々の病院で行うと陽性患者数が増えすぎて、日本の医療現場が混乱する」として、新型コロナウイルス感染症対策専門家会議と政府には、検査数を増やしていこうとする動きは見られませんでした(1)(2)。

最近では迅速に測定できる抗原キットが多くあり、私のクリニックにも、自宅で抗原キットを使って陽性だったからと訪れる患者さんが多くなりました。

なお、安倍総理大臣（当時）のコロナ対策で、まったく役に立たなかったものは、約400億円をかけて2・87億枚つくらせた通称「アベノマスク」でした。あのマスクは小さすぎて大人にはほとんど使用できず、大きなお金の無駄遣いでした(3)。

また、検査体制とともに不十分だったと感じるのは医療体制です(3)(11)。当初、各医療機関ではマスクなど個人防護具の不足や受け入れに要する感染症対策のための設備が不足していたため、現場では混乱が生じました。

この状況は徐々に改善されていき、確保病床数も増えていきました(2)(8)。しかし、感染が急拡大しているときに、実際に入院調整をしようとすると「入院は受け入れられない」という事態がしばしば発生しました。

そもそも多くの患者が出た場合、どの人を優先で入院させるか優先順位をつける「トリアージ」が機能していなかったために、医療現場では大混乱が生じました。そうしたことから、救急車を呼んでも搬送先が見つからずに延々とたらい回しにされたり、受け入れ医療機関の医療体制が崩壊寸前に陥るといった事態があちこちで起こり、命を助けられなかった例も少なくありませんでした。

こうした混乱が多くの場所で聞かれるようになっても、政府の対応は一貫性を欠いており、十分な説明がされたとは言えません(2)(4)(10)。

こんな状況でも「3密」の回避は数少ない奏功策だった

新型コロナウイルス感染症における初動、検査体制、医療体制については、どれをとってもほめられたものはありません。そんな中、比較的うまくいったと評価できることもあります。日本ではロックダウンや強制的な制限措置を行わず、自粛や協力を求めるソフトなアプローチだったので、経済活動や個人の自由をある程度は維持することができたことです。

世界各国では当初から「封じ込め」を目的とした対応がとられました。中国では武漢市を中心としたロックダウンや、感染が確認された主要都市での徹底した外出制限などにより、早期の封じ込めに成功しました。長期にわたる全国的なロックダウンにより、大幅な経済不況という副作用をともなったものの、感染拡大阻止には有効でした。

日本では法律の枠組みの中では強制力を伴うロックダウンが実施できないことなどもあり、当初から封じ込めを目指さない対応をとりました。

その具体策として、うがいと手洗いを徹底し、マスクの着用や咳エチケットの推奨などをはじめ、会食の場やスポーツジム、ライブ会場など換気の悪い密閉空間でのいわゆる「3密」の回避を促すというクラスターの制御に重点を置いた対策を個人に広く促しました。不必要な時期や地域もありましたが、まあまあ合格点でしょう。

一方、欧米比での日本人の感染者や死亡者の少なさは、日本人の衛生観念の高さ、およびBCGワクチン接種による自然免疫能の強い人々の多さ等によるものだと考えられます。

変異によって収束と感染拡大を繰り返す

20年1月に日本初の新型コロナ感染者が出て以来、ウイルスは変異を繰り返しながら感染症の拡大と収束を繰り返してきました。その経緯を少し振り返ってみましょう。最初のウイルスはRNA型ウイルスで変異がないのが特徴です。

まず、第1波と位置付けられているのは20年3月～5月頃です。とりわけ3月下旬から感染者が急増して新規陽性者が100人を超え、4月には初の緊急事態宣言が発出されました。第1波の感染者数は述べ1万7000人で、死亡者数は1000人です（**図1**）。

行動制限や小中学校の休校措置などによりいったんは収束しましたが、そのわずか1カ月半後には変異株による第2波が始まっています。このときの感染者数は6

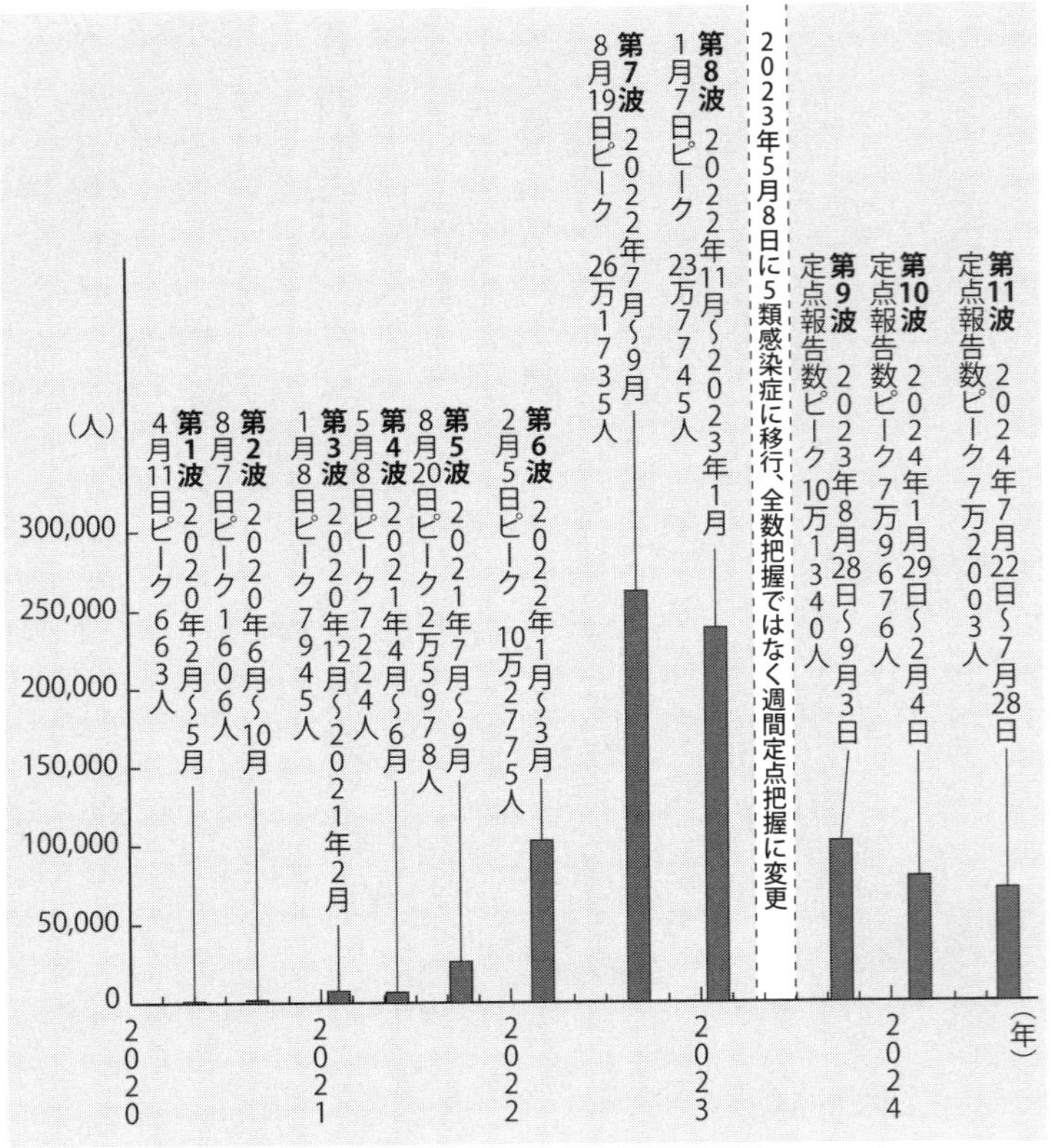

図1 国内の新型コロナ新規感染者数（1波～11波）

出典：第1波から第8波まで厚生労働省のオープンデータから作成、第9波から11波は国立感染症研究所IASR、monthly surveillanceより作成

万人で、ウイルス感染症が流行しにくいとされる気温や湿度の高い夏場に感染が拡大したことに驚きが広がりました。以降、同様の状態が10回ほど続きました。

図1の第1波から第4波までの流行を引き起こしたのは主にアルファ株のウイルスですが、世界各地ではそのほかにもベータ株、ガンマ株、デルタ株、オミクロン株、さらに種々の系統が出現し、BA型、JN1型、XBB、KP・3系統など次々と新たなウイルスが登場しています。中でもインドで出現したデルタ株は、日本で第5波を引き起こした感染力の強い株でした。東京オリンピック・パラリンピックが開催された時期に、100万人を超えました。

一般的にウイルスは増殖や感染を繰り返す中で特にRNAウイルスは少しずつ変異をしていきます。新型コロナウイルスも同様に、約2週間に1カ所程度のスピードで変異を繰り返していたと考えられます。そうして登場したデルタ株でしたが、これで終わらずに第6波を招いたのがオミクロン株です。

オミクロン株の表面のS抗原といわれるタンパクが次々に変異を起こし、ワクチン接種で誘導された中和抗体からの逃避能が高まっていることなどが考えられます[8]。私の多くの患者を診た経験では、ウイルスはだんだん弱毒化していると思います。私は横浜市内でわりと多くのコロナ患者を診察していますが（約4千人）、私の患者では重症化した人はほぼいません。

5類に移行されてもウイルスの性質は大きくは変わらない

数々の波を経て、23年5月に新型コロナウイルス感染症は「5類感染症」に移行しました。感染症法では、微生物の感染力や感染した場合の重症化リスクなどに応じて1～5類等に分類されていて、その感染拡大を防ぐための対策を定めています。

5類には季節性インフルエンザや梅毒などがあり(12)、地方自治体は就業制限や入院勧告の措置が取れないだけでなく、医療費は一部で自己負担が発生します。

コロナ禍では、人々の移動やコミュニケーションの制限・停滞などにより生産活動や物流が滞り、物資不足による供給面の問題から日本経済は停滞を余儀なくされました。市民生活においてもずっと窮屈な状況を強いられ、それに耐えてきました。景気を回復し人々の心に活気を取り戻すためにも、新型コロナの5類移行を決断したことは理解できます。

それまでは検査が無料だったので、体調不良を感じたほとんどの人がコロナ検査をして感染の有無を確かめていましたが、5類になってからは検査も有料になりました。治療にも費用がかかるようになったこと、コロナだからと仕事が休めなくなったことなどもあり、検査を受ける人自体も減っています。そのため見かけ上は感染者数が減ったと感じている人が多いのではないでしょうか。

しかし、5類に移行されたころから再び新規感染者数がじわじわと増え始め、いつの間にか第11波が到来しました。現在は少し抗体を持っている人が増加しているため、かかってもほぼ重症化していません。2類相当だったころのように感染者の全数把握はできないものの、子どもの重症化が目立つほか、猛暑による熱中症の発生とも重なって緊急搬送が困難だったという話もあります。

2024年を迎え、ワクチンや抗コロナ剤は一応つくられてきましたが、まだもっとよいものに改良すべきです。

今、中国を中心にヒトメタニューモウイルス感染症が流行っていると言われています。しかし、これはもとより日本にもあり、中国にもあります。中国ではインフルエンザに次ぐ発生数です。もちろん、中国でもトップの感染症はインフルエンザウイルスです。ヒトメタニューモウイルスは呼吸器疾患で、主に咳、鼻水、咽頭痛などがありますが、重症脳炎になる可能性は1％以下で、あまり怖がる必要のない感染症です。

さて、2024年12月から急激にインフルエンザウイルスA型が流行しており、今までで最速の流行速度でした。しかし、急に終息しました。私もこの間、150人ほどインフルエンザ感染症を治療していますが、治療薬が確立されており、あまり心配はしていませんが、流行はいちおう収まりました。

気が付くことは、インフルエンザ陽性となっている人は、ほとんどがワクチンを接種していない人でした。やはりインフルエンザのような変異があるものの場合は、ワクチンを打っておけば予防作用がすごくあるということです。これはコロナも同様に、やはりワクチンを打っていない人の方が今でも多く感染者となっています。そのうちまた抗体を多くの人が持ち、小休止を経て、流行が来ると思います。ともかく、ワクチンをしっかり打っておくことが非常に重要であると、特に呼吸器系疾患ではそう思います。

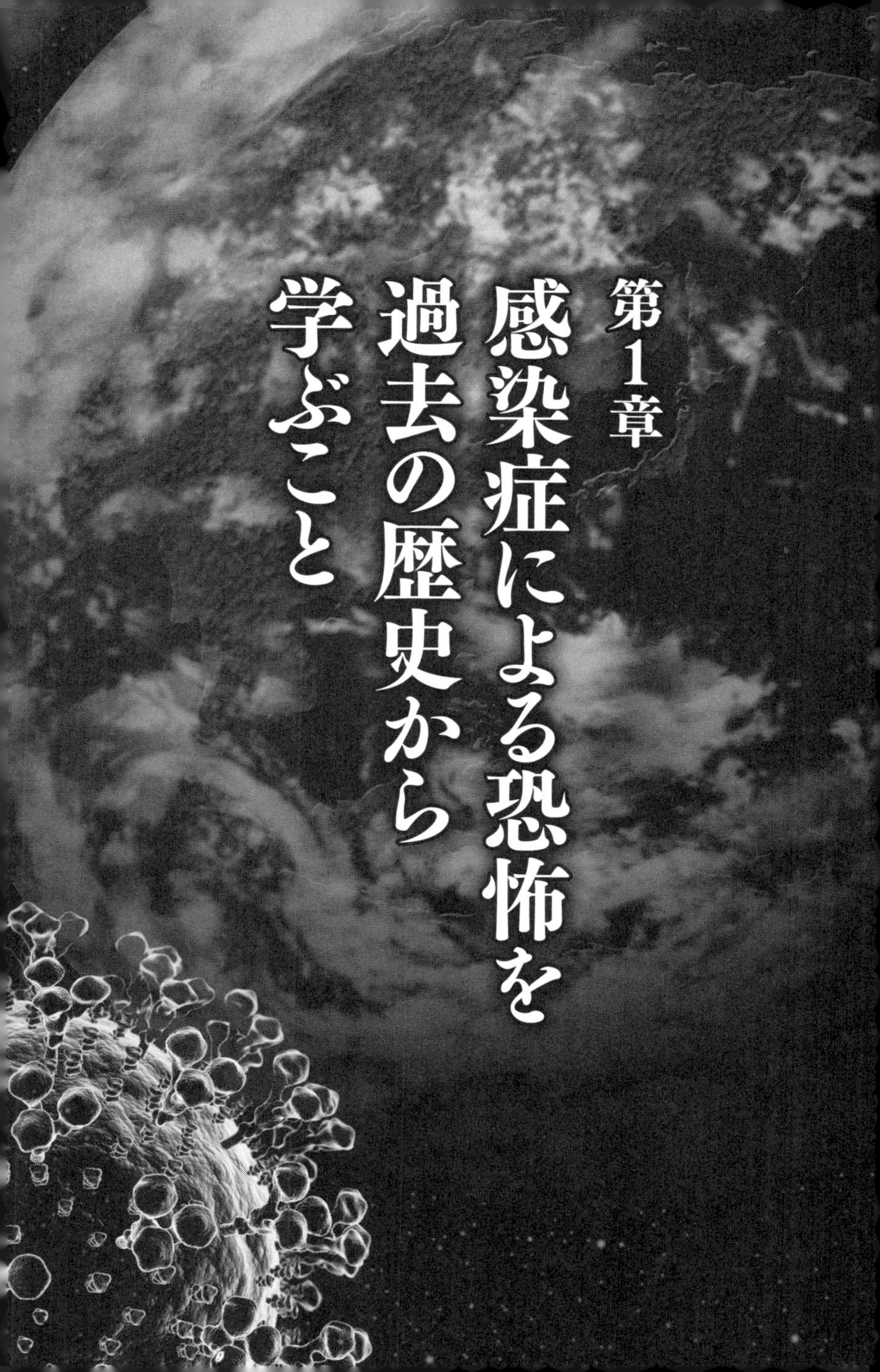

第1章 感染症による恐怖を過去の歴史から学ぶこと

人類の祖先はウイルスだった⁉

私たち人類に感染症をもたらしている微生物とは一体何者なのでしょうか。微生物とは、文字通り小さな、肉眼では見ることのできない生物の総称で、細菌、ウイルス、リケッチア、クラミジア、原虫、真菌などがあります。それらの性質はさまざまで、環境条件によっては人間に対して利益をもたらすものもあれば、感染症を引き起こすものもあり、広範囲にわたって人間と関わりを持っています[15][16]。

あらためてここで感染症との関わりの深い細菌とウイルスについて触れておこうと思います。

細菌は、1㎛～5㎛（1㎛は1000分の1㎜）ほどの大きさで、形態は球状の球菌と棒状の桿菌《かんきん》があります。主に脂質、多糖類、タンパクから構成されていて、外側は細胞壁という硬い膜で覆われ、水に溶けず、浸透圧にも抵抗が強いのが特徴です。細菌は分裂することで増殖し、分裂にかかる時間はおよそ20～40分です。

ウイルスは、大きさが20～300nm（1nmは1000分の1㎛）と細菌に比べて非常に小さく、核酸とそれを包むタンパクの殻から成る微粒子です[16][17]。形態は球状のものが多いですが、くわしく見てみると正20面体やらせん形など複雑なものもあります。ウイルスは、DNAかRNAを核酸として持っており、自分でタンパクやエネルギーをつくり出すしくみを持っていないため、増殖する際には生きた細胞が必要になります。つまり、生物の細胞に寄生して、その細胞が持っているしくみをちゃっかり利用しながら増殖するのです(1)(3)(14)(15)(16)(17)(18)(19)。

細菌やウイルスというと〝悪者〟というイメージが定着していますが、これら微生物は長い歴史の中で人間と共存していたものも多くありました。、生命体の起源をたどっていくと、約38億年前はたった一つの核酸でした(15)(16)。

人間は数十兆個もの細胞で成り立っていますが、その細胞内には遺伝子の設計図ともいえるDNAや、タンパク質をつくるために不可欠なRNAを含む核酸があります。この核酸こそ生命体の元で、水中にさまざまな元素が存在し、核酸とともに細菌などの微生物が生まれ、徐々に大きな動物、そして人類へと進化していったと考えられます。

その遺伝子の中に、現在では約1割ウイルス由来の遺伝子が入り込んでいること判明しています(15)(16)(17)(18)。これは地球上で生命体が誕生した際に、その生命体の初め

世紀	主な出来事
前24世紀	エジプトのミイラに結核の痕跡
前12世紀	エジプトのミイラに天然痘の痕跡 エジプトの壁画にポリオ患者の絵が描かれる
前6～3世紀	ローマ時代となり、絹の道の成立で世界に感染症が広がる
6～8世紀	東ローマ帝国がペストの流行により衰退
14世紀	ペスト（黒死病）の流行、欧州の人口の３分の１が死亡
16世紀	大航海時代に入り、スペイン人が天然痘を伝播させ、さらに梅毒をも流行させインカ帝国を滅ぼす
17～18世紀	天然痘の流行 種痘（天然痘ワクチン接種）の発見
19世紀	産業革命でコレラ・結核の流行 結核菌の発見（1882年） コレラ菌の発見（1884年） ペスト菌の発見（1894年）
20世紀	インフルエンザの流行 香港風邪（1968～） アジア風邪（1957～） スペイン風邪（1918～） WHO（世界保健機関）による天然痘根絶宣言（1980年） エイズの症例の初報告（1981年）
21世紀	SARS（重症急性呼吸器症候群）の流行（2003年） 新型インフルエンザの流行（2009年） MERS（中東呼吸器症候群）の発生（2012年） 新型コロナウイルス感染症の発生（2019年）

図2 感染症の歴史

はＲＮＡ、次にＤＮＡであるという説があり、そのためにさまざまな細菌やウイルスなどの微生物が人類発生時にはすでに人体に存在して、その後共存しながら現在に至ったと考えられるのです。さらに、その中のウイルスの核酸が動物には必須タンパク合成の遺伝子となっていることもわかっています。

微生物には、人間と良好な共存関係を築けるものもありますが、人体の敵として攻撃するものも多くあります。共存関係を築ける微生物の中にも、体の免疫力が弱くなると相対的に優位になり、悪さを働くようになるものもあります。人間はそうした微生物とどう闘ってきたのか、過去の代表的な感染症の歴史について少し振り返ってみたいと思います(**図２**)[20][21]。

CASE 1　古代文明の多くを消滅させた天然痘

正確な起源は不明ですが、紀元前３５００〜３０００年以降、エジプトなどを中心に世界中にパンデミックを引き起こしたのが天然痘です[20][21]。

天然痘は、天然痘ウイルスを病原体とする感染症の一つで、頭痛、悪寒、発熱を伴った症状を引き起こし、次に全身の皮膚、特に口腔や咽頭部に発疹が生じ、水疱ができます。人に対して非常に強い感染力を持ち、致死率は約20～50％と非常に高く、仮に治癒しても瘢痕（あばた）などの後遺症が残る人もあります[13][20][21][22][23]。

天然痘が感染するのは人間に限られていたので、エジプトやメソポタミアなど文明が発達していて、人の集まる地域で感染爆発が起こりました。その歴史的な検証に役立ったのがミイラです。古い記録によると、紀元前1350年頃、エジプトとヒッタイトとの戦争で天然痘による多くの死者が出たことが記されています。その根拠となったのが、この時代のミイラに病気の痕跡が見つかったからでした。また、紀元前1100年頃に没したエジプトのラムセス5世のミイラからも天然痘のDNAが確認されています。歴史的なことを考えると、あくまでも推計ですが、世界中で3億から5億もの人が死亡していると考えられています[20][21][23]。

天然痘は感染地域に壊滅的な被害を与え、医療や経済はもとより、文明そのものを消滅させてしまった事例がいくつもあります。

例えば、コロンブスが1492年にアメリカ大陸を発見し上陸してから、天然痘もアメリカ大陸に持ち込まれ、ウイルスに免疫のなかった先住民族の多くが感染しました。当初の死亡率は9割にも及んだと言われていて、全滅した部族も多くありました。また、1663年のアメリカでは、人口およそ4万人のインディアン部落で数百人を残し、他のすべての人が死亡したとの説が有名です。

現在のメキシコで栄えていたアステカ帝国は、1520年頃にスペイン人・コルテス率いる侵攻軍と苛烈な戦いを繰り広げましたが、その際スペイン軍によって持ち込まれた天然痘は瞬く間にアステカの人々に大流行を起こしました。それによって時の国王も感染して亡くなり、アステカ帝国滅亡の引き金となりました[20][21][23]。

また、古代南アメリカ文明を代表するインカ帝国も、スペイン人ピサロらが1532年に侵入し、彼らが持ち込んだ天然痘が急速に流行し、さらにピサロの策略によって、1533年に滅亡したという説が有力視されています。インカ帝国は、現在のペルー、ボリビア、エクアドルを中心とする強国でしたが、侵入した天然痘が大流行を巻き起こしました。それにより時の皇帝が死去して空位になった王位をめぐって内戦が勃発。国力が低下しただけでなく、天然痘によって人口も激減し、やがてこの帝国は終焉を迎えてしまいました。いかに繁栄した文明国家であっても、未知のウイルスには成す術がなかったのです。

日本でも渡来人の移動が活発になった6世紀の半ばに、最初の感染があったと考えられています。その後も度々パンデミックを引き起こしましたが、神仏に祈るしかありませんでした。奈良の大仏を建てたり、平安時代に何度も大流行が起こった際には、呪術者による加持祈祷が上流社会では最良の医療的方法とされるに至りました（**図3**）(22)(23)。

天然痘の恐ろしさは、発症時の苦痛や死への恐怖だけではありません。死を免れても失明や瘢痕、俗にあばたと呼ばれる皮膚の後遺症と向き合わなければなりません。あばたは特に顔に多く残るため、見た目の変化は切羽詰まった問題だったと想像できます。伊達政宗の独眼流も小児期に天然痘にかかり、その後遺症で片目が見えなくなった話はあまりにも有名です。

すさまじい感染力ゆえに、時に世界の歴史を変えるほどの大規模なパンデミックを引き起こしてきた天然痘ですが、そこに光明が差したのは18世紀にイギリス人医師ジェンナーが、「種痘」と呼ばれる天然痘対策を発見したことです。それ以降、天然痘の感染者はいたものの、その数は徐々に減っていきました。さらに何が天然痘を発症させているかという医学的な解明が進み、さらに良いワクチンも開発されて

年	感染症	主な出来事
735年	疱瘡(天然痘)	最初の記録がある。村や町が壊滅的な被害を受け、多くの命が失われた。
江戸時代	梅毒	性病として知られ、多くの人々に影響を与えた。特に遊郭などでの感染が広がり、社会問題となる。
1858年	コレラ	開港後に大流行。特に江戸で多数の死者が出る。公衆衛生の改善が求められるきっかけとなった。
明治時代	結核	「癆」として知られ、多くの人々に影響を与えた。結核病院が設立され、治療と予防に関する研究が進められる。
1882年	チフス	日本初のチフス大流行。公衆衛生の意識が高まり、上下水道の整備が進む。
1918年	スペイン風邪(インフルエンザ)	第一次世界大戦中の大流行。兵士や市民の間で急速に広がり、数万人が死亡。
戦後	小児麻痺	栄養不良や感染症の蔓延により患者数が増加。1950年代には予防接種が導入され、大規模なキャンペーンが展開される。結果として発症率が大幅に減少。
1946年	肝炎	肝炎ウイルスの発見。血液を介して感染することが確認され、献血の際の検査が強化される。
1982年	HIV、AIDS	日本初のHIV患者が報告される。以降、感染経路の特定と予防策の強化が進められる。
2003年	SARS	日本でのSARS感染者が報告される。空港での検疫や医療機関での対策が強化される。
2019年	新型コロナウイルス(COVID-19)	日本での初の感染者が報告される。全国的な緊急事態宣言や外出自粛要請などが行われ、経済や社会に大きな影響を与える。

図3 日本の感染症の歴史

発症数が減少。1980年、WHOにより天然痘の根絶が宣言されて長い歴史に幕を下しました。

人類史上、ワクチンによって完全に根絶に成功した唯一の感染症です。

CASE 2 現在世界で一番死亡者が多いマラリア

マラリアは、歴史に残る最古の感染症と言われ、現在でも一番感染死亡者が出ています。マラリアはサハラ砂漠以南の国に最も多く、重症化し、死亡率も高い熱帯熱マラリアと、東南アジア等に多い三日熱マラリア等があります。マラリア原虫を持ったメスの蚊（ハマダラカ属）に刺されることで感染し、潜伏期間を経て40℃くらいの高熱や悪寒、頭痛、関節痛、筋肉痛、嘔吐、下痢などの症状が現れます。また、多くの場合貧血も見られ、重症化すると、脳症、腎症、肺水腫、重度の貧血などを引き起こします。体力が消耗するとやがて多臓器不全を招き、呼吸不全となって死に至ることもあります。

マラリアは、亜熱帯や熱帯地域など高温多湿な地域に流行しやすい病気ですが、世界の100カ国余りの国で流行しており、現在では、一応予防効果は30％といわれるワクチンがありますが、完成されたよいワクチンは存在しません。現在、ナイジェリア（死亡率25％）、コンゴ（11％）、モザンビーク（5％）の順でマラリア感染症の人が見られます。2021年の統計でも、1年間で約2・5億人が感染し、6万人以上の患者が亡くなっています。

マラリアの大流行は、時の政治体制にも大きな影響を及ぼしました。例えば、5世紀のローマを中心とした「ローマ熱」は、ローマ帝国崩壊の一因と言われていますが、熱の実態はマラリアだとする説が有力です。また、アメリカの南北戦争では、南部でマラリアが発生し、南軍の劣勢に拍車をかけたという見方もあります。また、第二次世界大戦でアメリカ軍はマラリアの被害を最も多く受け、約50万人の兵士が感染し、死者は6万人に上ったという報告が残っています。大戦中、熱帯や亜熱帯地域で戦闘を繰り広げた部隊は、マラリアとの戦いも強いられました(21)(23)。

日本にも土着のマラリアが存在し、古くから流行が伝えられています。日本では「瘧病《おこりやまい》」と思われる症状の一部がマラリアだと考えられています。「源氏物語」では光源氏が晩年に瘧病にかかってまじないや加持祈祷を行ったというエピソードが登場します。もちろん当時は天然痘も大流行していました。歴史上実在した平清盛なども、約3日おきに高熱を繰り返したという病状や当時の状況を考えると、マラリアの可能性が大いにあります。

その後も日本各地で感染を繰り返していましたが、甚大な被害をもたらしたのはやはり第二次世界大戦です。戦時中、南アジアなどを移動していた日本軍兵士たちは、多くがジャングルに長期滞在する中でマラリアに感染しました。死者数は記録に残っているだけでもガダルカナルで1万人超、インパール作戦で4万人、ルバング島では5万人超の命が奪われており、他の地域の死者数を合わせると膨大な数に上ったと考えられます。また、終戦後も引揚者の中にマラリアにかかった人が含まれていたことから、国内に持ち込まれて国内での感染被害は5年ほど続きました(22)。

当時、マラリアの感染対策のために使用されたのが有機塩素系の殺虫剤・DDTです。DDTは、1939年にスイスの科学者、P・H・ミュラー博士によって殺虫効果が発見されました。当初はシラミやノミ等の駆除に使用され、やがて蚊の駆除にも用いられるようになり、その功績によって博士はノーベル生理学・医学賞を受賞しました(23)。

第二次世界大戦前後には比較的安価で人や家畜には無害に見えたため、駆除剤として大量に使用されました。その後、農作物にも害虫駆除の目的で空中散布もされましたが、ＤＤＴの半減期が地球規模では約１００年とも言われるほど分解が遅く、残留性の高い農薬であることがわかってきました。このＤＤＴが食物連鎖を通じて人の体内に入って臓器に障害を与えることが判明し、多くの人に吐き気、下痢、意識消失、呼吸困難、心不全等が出現しました。そのため２００１年にストックホルムにてＤＤＴ禁止条約が発表され、世界各国でＤＤＴの使用が全面的に禁止されました。しかし、開発途上国ではＤＤＴに代わる殺虫剤を調達することが実質的に難しく、ＤＤＴ散布によって激減したマラリアが禁止以降に再び激増したため、ＷＨＯはマラリア予防を目的とした限定的な使用を非常に制限しながらも認めています。

現在では、マラリアの国内発症はほぼありません。しかし、地球温暖化に伴い、日本も注意せねばなりません。海外から帰国した人々の感染が20~40例報告されていますが、今ではマラロン配合錠やメフアキン「ヒサミツ」錠２７５、プリマキン錠などのマラリア予防薬や治療薬があり、パンデミックは起きていません。しかし、いまだに世界ではアフリカ、インド、東南アジア等１００カ所以上の熱帯・亜熱帯の国で流行し、最も負の影響を及ぼしている感染症ということができます。ワクチンも発売されていますが、今のところはよいワクチンはありません。

ちなみに、地球温暖化に伴い、蚊が媒介する感染症のデング熱、ジカ熱、黄熱、ウエストナイル熱、日本脳炎チクングニア熱なども増加します。蚊は人類の感染症媒介にかかわる最悪な害虫です(13)(19)(20)(23)。

CASE 3 歴史上三度の大流行を起こしたペスト

天然痘と同じように、世界で猛威を振るった感染症として忘れてはならないのがペストです。ペスト菌による感染症で、発熱、脱力感、頭痛などの症状が起こります。感染者は皮膚が内出血して紫黒色になることから、日本では「黒死病」と呼ばれていています(21)(23)。

ペストは動物由来の感染症で、1346年にクリミア半島の沿岸で発生したものが最初の記録として残っています。まず菌を保有するネズミなどげっ歯類の小動物からノミを介して感染します。感染した人や動物の排泄物から傷口や粘膜を介して感染するケースが多いですが、やがて人の咳などを介して人から人へと感染していきます。

ペストはこれまで三度にわたって世界的大流行を引き起こしています。

一度目は、6世紀中頃に東ローマ帝国（現在のギリシャ、トルコ、シリア、エジプトなどの地域）で発生した大流行です。その際、東ローマ皇帝ユニティアヌス自身も感染したことから、「ユニティアヌスのペスト」と呼ばれています。このペストは東ローマの首都コンスタンティノープルで連日5000人規模の感染者を出して、東ローマ帝国の人口の約4割が亡くなったとされています。その後、ペストはイギリスやフランスなどの領域へ、さらに中近東やアジアにも広がり、約60年にわたって流行が続いたようです(21)。

皇帝をはじめとする上層部の人々は栄養や衛生環境が良く軽症ですんだようですが、人口激減をもたらしたこのパンデミックは、ローマ帝国の衰退の一因になったという説があります。

二度目は、中世ヨーロッパでの大流行です。大きく2つの波があり、1つは11世紀に始まった十字軍の大遠征により、ペスト菌は中央アジアからヨーロッパへと伝播したとされています。そしてもう1つは、14世紀に地中海を中心にヨーロッパ、北欧、中東へと広がった大流行で、少なくともヨーロッパの人口の3分の1が亡くなり、世界中の死者は数千万人とも1億人とも伝えられる大惨事になりました[21][23]。

そして三度目は、19世紀後半に起こった中国雲南省を起源とする大流行です。世界的交易地だった英領香港に飛び火したことから世界各地に広がり、特に太平洋一帯でパンデミックを引き起こしました。インドやアメリカでは多数の死者を記録し、壊滅的な事態に陥ったのです。インドでは、全国への感染拡大を防ぐために、汚染のひどい村をまるごと焼き払う方法も行われていました。

これら三度の大流行以外にも、ペストはたびたび流行を繰り返してきました。日本には、もともとペスト菌は存在しませんでしたが、19世紀末に中国の貿易船からペスト菌がもたらされて毎日死者を出し、多いときには数百人の死者を出して埋葬が追いつかず、穴を掘って埋めたという記録が残されています。インドが村ごと焼き払う方法を取ってある程度効果がありましたが、日本ではネズミが他地へ逃げてしまい、かえって流行を広げる結果となって失敗に終わりました[10]-[21][23]。

日本のペスト対策に大きく貢献したのは、微生物学者の北里柴三郎です。彼は香港でペスト菌を発見したのち、自らペスト防御政策に当たりました。ペスト菌を媒介しているのはネズミの血を吸ったノミだったことから、ネズミの捕獲に賞金を付けて大量捕獲に成功し、感染拡大防止につなげ、大きな功績を残しました。

その後、日本では衛生状態の改善によってペスト感染者数は徐々に減少し、1927年以降、国内における感染は確認されていません。現在では菌の発見や発生メカニズムが解明され、抗生物質などの治療法も確立しているため、大流行こそ起こらなくなりました。ペストはストレプトマイシンかテトラサイクリン等を併用すると通常数日で完治し、その意味では文明国での危険性は少なくなってきました。しかし、ペスト菌自体がなくなったわけではありません。現に、アフリカや南米などでは小さな流行を繰り返しているので、引き続き注意の必要な感染症です。一般的には、過去に起こった病気ということでしょう。

◆ペスト菌を発見した二人の微生物学者

１８９４年に香港で初めてペスト菌を発見したのは北里柴三郎ですが、この歴史的偉業には知られざる真実があります。

中国で大流行していたペストが香港に達したことを、日本にいた博士は電報で知りました。日本政府は博士を中心とする調査団を結成して、香港に向かい、現地で調査を開始しました。ちょうど同じ頃に、フランス政府とパスツール研究所の要請を受けたアレクサンドル・エルサンも香港に行き、数日遅れで調査を開始しました。

二人はそれぞれ世界的に名を知られた微生物学者で、博士の方が少し早かったもののほぼ同時期にペスト菌を発見し、万国衛生会議において二人が共に発見者であることが認められました。ところがその後、博士を発見者とするかどうかという議論がたびたび起こり、結果的にペスト菌の学名にはエルサンの名前にちなんで「エルシニア・ペスティス」となってしまい、博士の名前は外されてしまいました。

そのいきさつを知った他の数人の研究者が、博士の研究論文や記録を徹底的に調べた結果、博士がペスト菌の第一発見者であったことが実証されました。

博士は破傷風菌の培養に成功し、血清療法を開発、さらにペスト菌を発見するという偉大な功績をあげ、第1回ノーベル生理学・医学賞では、最終候補者の1人に選ばれました。今や「近代日本医学の父」「感染症学の巨星」と呼ばれています。ところが、博士は当時の日本政府においても優遇されていたとは言えません。政府もノーベル賞の可能性が高いと知りつつも、申請をしませんでした。

博士やエルサンがペスト菌を発見した頃、東京大学の要請を受けた医学者・青山胤通《たみみち》も香港に渡りましたが、運の悪いことにペストに感染してしまいました。青山と親交があり、東大医学部卒業後に陸軍軍医となった森林太郎（森鴎外）が、博士の発見したペスト菌を偽物だと批判したのです。

博士は森鴎外の2年後輩、青山胤通の1年後輩にあたります。当時、日本では特に軍人に脚気を発症する人が激増し、20万人以上が発症、3万人の死亡者が出ていました。青山胤通は脚気菌を見つけ、脚気感染症説をとっていましたが、北里博士はこれを否定しました。そのため森鴎外をはじめ多くの東大の教授たちから博士は良く思われていませんでした。その確執等により福沢諭吉らが助力して私立伝染病研究所を開設し、血清やコレラ菌等の研究でも大成果を上げ、政府の援助のもとで国立伝染病研究所となったが、やがてそこでの研究がしづらくなり、再び私費を投じて北里研究所を設立。感染症の研究を続け、狂犬病、インフルエンザ、赤痢、発疹チフスなどの血清開発に取り組み。多くの成果をおさめました。

脚気はその後、ビタミンB_1欠乏により起こることが判明し、治療法や予防法が確立しています。

北里柴三郎は日本一の近代医学者だと私は考えています。

CASE 4 劣悪な公衆衛生で大流行したコレラ

コレラは、コレラ菌を病原体とする感染症で、コレラ菌に汚染された水や食べ物を口にしたり、コレラに感染した人に接触したり、水様便に触れるなどすると起こる感染症です。2時間から5日間の潜伏期間ののち、急に下痢が続くようになります。症状が悪化すると米のとぎ汁のような猛烈な下痢や嘔吐を引き起こし、脱水症状になって死に至る病気です。

最初に流行が確認されたのは1817年。インドのガンジス川下流のベンガル地方で流行が起こり、この地方の風土病とされていました。ところがその後、アジアやアフリカにも感染が広がり、さらにヨーロッパやアメリカにも拡大して世界的な大流行を引き起こしました。

中でも被害が甚大だったのはイギリスです。1831年から1833年にかけて2万人を超える死者を出し、さらに1848年から翌年にかけて合計5万人の死者を出しました。アジアやアフリカではない地域での感染を意外に感じるかもしれませんが、当時イギリスは産業革命の真っただ中で、工業化が急速に進む一方で公衆衛生の劣悪な環境が続いていました。特に下水処理に不備があったため、ロンドンの市街地は糞便で汚染されていたと言われています。そうした不衛生な環境がこれらの流行を招いたと言えますが、当時はまだ、大便による病原菌の拡散についての知識は一般的ではなかったようです。

その後もインドやエジプトなどをはじめとする世界各地でコレラの流行は繰り返されており、21世紀を迎えた現在でも発展途上国を中心に断続的な流行が報告されています。

日本において最初にコレラが確認されたのは19世紀のはじめ頃とされています。その際は症状の原因もわからず、成す術がありませんでした。さらに1858年、アメリカの艦船ミシシッピ号によって持ち込まれたとされるコレラ菌が江戸のまちに広がり、30万人が亡くなったとされています(22)。

そしてマラリア同様、第二次世界大戦後に東南アジアや中国南部の戦地から引き揚げてきた各国の兵士を乗せた船から、多くのコレラ感染者を出しました。当時、アメリカ軍は東南アジアでコレラが流行していることを知っていました。そのため引き上げ船内にもコレラ感染者がいることを予想して、乗船者の上陸を許可せず海上隔離したのです。その結果、船内の人々に感染がまん延し、満足な食事や水も与えられず、脱水症状を引き起こして次々に亡くなっていったそうです。

この事例で何か思い出すことはありませんか。そうです。２０２０年2月、横浜港に入港したダイヤモンド・プリンセス号です。当時、新型コロナウイルスがどのようなものかわからなくても、感染症対策の基本の基である「感染の有無を確かめて陽性者を隔離し、適切な処置をする」という行動がとられていれば、その後の状況は変わっていたでしょう。歴史は繰り返す、だからこそ歴史に学ぶことは重要なのです。

コレラ菌に対する抗生物質は現在多くあり、ニューキノロン系薬剤やテトラサイクリン系薬剤が良く使われ、大部分は数日のうちに治療が完了します。

CASE 5 死亡率が高く〝亡国病〟と言われた結核

結核は、いつ発生したのか諸説あるような古い感染症で、原因菌は結核菌です。結核に感染した人の咳やくしゃみ、唾液など、結核菌を含む飛沫を吸い込むことによって感染します。感染当初は、全身倦怠感、微熱が長期間続き、寝汗を大量にかくなどします。症状が進行すると咳や血痰が現れ、呼吸困難に陥って最悪の場合死に至ることもあります。

ドイツ人研究者コッホによって結核菌が発見されるまでは治療法もなかったため

死亡率が高く、不治の病ととらえられていました。ただ、天然痘やペスト、マラリアのように世界中の大きな集団で大流行したという記録は残っていません。結核は空気感染するため、人口が密集しているほど感染リスクも高くなります。また、結核菌は増殖速度が遅いため、新型コロナウイルスやインフルエンザほど急速に進行する病気ではありません。したがって、じわじわと数年にわたって感染し続けるという特徴があります。

近代における感染の傾向を見てみると、産業構造や働き方と密接な関係があることがわかります。例えば、産業革命の真っただ中にあったイギリスでは、労働者の多くが過酷な労働環境のもとで長時間働き、低賃金にあえいでいました。過労と栄養不足によって体の免疫力が低下していたところに、結核菌を含んだ飛沫が空気中を漂っていたため感染を拡大させ、壊滅的な被害をもたらしました。

日本も同様です。江戸末期から明治、大正時代にかけて国民病と称されるほど結核患者が増えました。中でも、地方の貧しい農家から集められた少女たちは、低賃金で長時間労働を余儀なくされました。その結果、少女たちは就業後2年もたたないうちに結核に冒され、解雇されて田舎に帰されたのです。

結核にかかったのは、もちろん若い女工だけではありません。歴史上の人物の中にも、幕末の沖田総司、高杉晋作、明治に入ってからは正岡子規、石川啄木、樋口一葉、国木田独歩、滝廉太郎などそうそうたる人々が結核で命を落としました。まさに国民病であり、亡国病だったのです(22)。

1924年に赤痢菌の発見者である志賀潔が結核に対するBCGワクチンを日本に持ち帰り、それをもとに予防接種が行われるようになったことが奏功し、大きな効果をもたらしました。また、結核の特効薬として登場したストレプトマイシンやイソニアジドなどの抗菌剤により、結核は不治の病ではなくなりました。ただ現在では、これらの抗菌剤が効かない耐性結核菌の出現が確認されており、新たな問題としてクローズアップされています。

結核ではありませんが、抗菌剤が効かないと言えば、よく菌を含んだ埃や浮遊水滴(ミスト)を吸い込むことでも起こり、非定型抗酸菌症の7~8割を占めるMAC(*Mycobacterium avium complex*)と呼ばれる抗酸菌症の患者がときどき私の診療所にも受診に訪れます。今のところリファンピシン、クラリス、エサンブトール等を使用しますが、あまり良い抗生物質がなく、開発が強く望まれます。

CASE 6 一時世界がパニックになったエイズ

空気感染や経口感染だけでなく、性感染も避けて通れないテーマです。現代の性感染症として真っ先に思い浮かべるのは、やはり後天性免疫不全症候群（ＡＩＤＳ・エイズ）ではないでしょうか。

エイズは、ＨＩＶ（ヒト免疫不全ウイルス）が免疫細胞に感染して破壊し、後天的に免疫不全を起こす感染症です。ＨＩＶに感染しただけでエイズを発症するわけではなく、初期にはインフルエンザのような症状が出る場合もありますが、しばらくすると軽快して症状はなくなります。その後およそ5～10年は無症状ですが、体内ではＨＩＶがさかんに増殖していて、免疫を司るヘルパーＴ細胞を徐々に破壊していきます。ヘルパーＴ細胞等の免疫細胞が分解すると免疫機能がうまく働かなくなるので、さまざまな症状が現れるようになります。

発症の初期には、全身倦怠感、体重の急激な減少、過労、発熱、咳など、風邪とよく似た症状が現れたり、あるいは全身に脂漏性皮膚炎が見られたりします。こうした症状をきっかけに医療機関を受診して、初めてＨＩＶの感染がわかるのです。

適切な治療を行わないとさらに免疫機能が低下して、普通ならかからないような日和見感染を引き起こし、ニューモシスチス肺炎や悪性リンパ腫、皮膚がんなど、生命に関わる重篤な症状を招いて、最悪の場合死に至ります[10][13-21][23]。

エイズが最初に報告されたのは１９８１年で、当初は原因不明でした。１９８３年に原因ウイルスはＨＩＶであることが発見され、感染経路のほとんどが性感染であることがわかりました。それも異性間の性感染より男性間の性感染が圧倒的に多いことが明らかになったことで、同性愛が市民権を得ていない時代背景も手伝い、「汚れた病」だと患者は差別や偏見にさらされました。

日本では、１９７０年代後半から80年代半ば頃まで、血友病患者に非加熱の血液製剤を投与したことでＨＩＶの感染が拡大し、感染者は約３０００人まで急増しました。

その後、抗ＨＩＶウイルス薬が開発され、数種類の薬を混ぜ合わせた多剤併用療法（カクテル療法）が普及したことで、ＨＩＶ陽性患者は減少を続け、またエイズは死に至る病ではなくなりました。抗ＨＩＶの薬を飲み続けていれば、免疫細胞は減少しないため、免疫機能の低下を回避することができるようになったのです。

私もエイズのワクチン開発研究を全力で行ってきましたが、一部研究妨害もあって国内では中止しました(23)(28)。いまだかつて開発に成功した人はいません。このＨＩＶも細胞表面タンパクの変異が強く、ワクチンの抗原としては使用できません。しかし、抗ＨＩＶ薬が開発され、文明国では死なない病気になりました。

しかし現在、世界的に見て感染者の顕著な減少は見られていません。ＵＮＡＩＤＳ（国連合同エイズ計画）の発表によれば、２０１８年の世界のＨＩＶ陽性者は３７９０万人で、依然として高い水準にあります。特に多い地域はアフリカ南部等で、他にアジア太平洋地域、アフリカ北部、ラテンアメリカとされています。こうした地域では、経済的な要因で高価な抗ＨＩＶ剤を十分に活用されてきませんでしたが、後発医薬品（ジェネリック）の製造によって薬価が下がり、死亡者は減りつつあります(13)。

私が20年かけて全力でエイズワクチンの開発をしていた中で、ＮＩＨ（アメリカ国立衛生研究所）のデビッド・ホー博士のグループの抗ＨＩＶ薬により、治療法が出現してきました。したがって、ワクチンの開発はストップしました。当初は薬剤を7種類ほどを飲ませられていましたが、今は１日に１～２錠でほぼ完全にエイズが再発したり、流行はしなくなっています。

◆**人類と治療薬はいかに進化してきたか**

最近、DNAの次世代シークエンサーが次々と改良され、現在では一番信頼できる方法として人類のDNAの進化の歴史が解読されつつあります。

今世紀の初めごろまで、技術的な制約から、人類のミトコンドリアDNAがたくさん存在しているサンプルしか解読できませんでしたが、2006年に蛍光色素、更にDNAが分子量による測定（次世代シークエンサー）が続々と実用化されると、大量の遺伝子情報が極めて短時間で解析され、骨に残ったわずかな細胞のDNA等の正確な解析が可能になりました。

やり方は、多くの断片化した骨や歯にあるタンパクを取り出し、ヒトの手で直接触らず、DNAを抜き出します。DNA断片は古い年代のものほど短くなっているため、その各々の断片をPCRで増幅させた後、各々のDNA配列を決定していき、重なり合った部分を繋ぎ合わせ、全DNA配列を決定します。

2010年にネアンデルタール人の持つ、すべてのDNA配列の解析が初成功されました。ネアンデルタール人の骨はヨーロッパ・中東等、多くの洞窟からいくつも見つかり、以前は人類の最初の人々であるといわれていました。それとよく比較されるのが現在の人間であるホモ・サピエンスのDNA配列です。デニソワ洞窟にあった遺骨のDNAの検索が盛んにされるようになり、人類は類人猿より60万年前に分化し、クロマニョン人あるいはデニソワ人などに分化されたことがわかりました。

さらにケニア近くのアフリカで現代人の祖先といわれるホモ・サピエンスなどが約10万〜6万年前に出現し、その後、徐々に北方の方へ人類が進出し、中央アジア・アジアあるいはアメリカ大陸等へ移り、人類が多くの地で増加してきたということが2010年代にわかります。

DNA配列から、ホモ・サピエンスとネアンデルタール人が複雑に交雑していたことも現在わかっており、そのDNAのどこがホモ・サピエンスか、どこがネアンデルタール人由来かが詳細にわかってきつつあり、次世代DNA解析器によってデータが極めて詳細になっています。

また、ホモ・サピエンスはFOXP2といわれる遺伝子を持っていますが、

50万年もの間生存していたネアンデルタール人には、ほぼこの遺伝子が見られませんでした。この遺伝子は人が言葉による会話を司る脳内のタンパクを発現する遺伝子であり、これがネアンデルタール人とホモ・サピエンス人の間で交雑してきた主な理由といわれつつあります。

言葉がなければ、狩りをしたり戦いをするとき、お互いの役割を分担して獲物をしとめたり、相手を負かす事ができにくい。今までの経験が次世代に上手に伝わらない等、明らかにネアンデルタール人はホモ・サピエンスに対して劣っています。しかし、ネアンデルタール人の骨格は150～180センチほどと推定され、体が大きく、力が強かったといわれています。途中でホモ・サピエンスとネアンデルタール人の交雑もあったことが考えられます。

最近、モンゴルの国境に近い、シベリア西部アリコイ地方にあるデニソワ洞窟から発掘された数体の骨よりＤＮＡを抽出し、ほぼ全配列を測定し、かつ存在していた環境や地等を特定した結果、ネアンデルタール人やホモ・サピエンスと異なる初期人類が約17～55万年前にネアンデルタール人と分岐したことがわかりました。

40～10万年前には、相当な人々が地上に存在していたことが判明しています。その他の地方でも同様なＤＮＡ配列を持った人の骨も発見されています。多くの人が住めそうな洞窟は、人種が異なっても住み地として使用されてきており、ホモ・サピエンス、ネアンデルタール人等、他の原人等の骨も見られたということです。

古代より猛獣類を含め、外敵や寒さ等を防ぐ重要な場所であったことは間違いありません。デニソワ人も最近になり長期間の存在が証明されていますが、なぜ絶滅したかなどは明らかになっていません。２０１０年以降、急速に発達した全ゲノム解析により、今まで存在してきたウイルスＤＮＡが、これら古代人のＤＮＡに含まれているかどうか、歴史的解析が始まりつつありますが、まだ多くの全遺伝子配列の解析が必要であり、今のところ、目新しい報告はないようです。

古代の人類の変化は、骨の形や14Ｃという炭素の量（14Ｃは新しい生命体が発生したときにできる。そのため14Ｃを測定すればその生命体の出来た年代がわかる）、その地層への火山灰等の積もり方や地盤の変化など、わかっている事柄をまとめて研究されていました。

しかし、これまではバラバラの骨についた骨片のＤＮＡあるいはミトコンドリアの中にあるＤＮＡを使用して研究していましたが、最近では細かいＤＮＡもこのシークエンスをすることで、約２００ほどの断片を組み合わせ、ついにホモ・サピエンスの全配列を決定することができました。このようにしてＤＮＡが解読されるにつれて、極めて理論的な進化の過程がわかってきています。

さらに最近では、人類のタンパク質をコードしているものは約７％にすぎず、その他20～30％はウイルス由来のＤＮＡということが判明しており、ウイルスが人のＤＮＡの中に入ってきていることがわかりました。

その他、ウイルス由来のＤＮＡが胎盤を作るときに必要なタンパク質を作ったりと、人類の生活に必要とされるウイルス由来のＤＮＡは、数多くあると判明しています。

遺伝情報を支配している（コードしていると思われる）ＤＮＡは依然として多く、それ以外に遺伝子の発現を増大させたり、抑制することもわかっています。しかし、人間一人のＤＮＡをすべてつなぐと、長さは１２００億キロにもなるほど長いわりには、実際の役割を果たしていると見られる部位は10数%以下に過ぎず、このことが大きな不思議となっています(16)(18)。

CASE 7 決して過去のものではない梅毒

性感染症といえば、ほかにも梅毒があります。ＡＩＤＳと比べて過去の感染症と思われがちですが、実は現在、若い人たちを中心に急速に広がりを見せているのです(12)。

梅毒の原因は梅毒トレポネーマという細菌で、主に性行為によって粘膜や皮膚の小さな傷から感染します。初期には性器や肛門、口などのしこり、発熱、疼痛、各部位のリンパ節腫脹などの症状が出ます。ただ、こうした症状もいったんは消えるため、治ったと間違われて発見が遅れる場合があり、この時期にも性交渉を持つと他人にうつすおそれがあります。

感染後、数カ月が経過すると、原因菌が血液によって全身に運ばれ、全身のリンパ節が腫れたり、発熱や倦怠感、関節痛などが出たり、手足に特徴的な赤い発疹（バラ疹）が現れることがあります。ただ、ほかに際立った症状が出ない場合もあり、この段階で適切な治療を受けないと体内に残っていた原因菌が増殖して、腫瘍（ゴム腫）が発生します。さらにさまざまな部位に大きなダメージを与え、慢性的な症状が続きながら重症化し、死に至ることもありました。

日本では、室町時代の末期、鉄砲伝来などとともに１５１２年に国内に入ってきたと言われ、梅毒の症状を書き記した記録が残っています。以降、日本のいたるところで梅毒ははびこっていきます。主な感染経路が性交渉なので、誰にも感染リスクがあったわけです。とりわけ歴史に名を遺す戦国武将たちの感染、あるいは感染が疑われる症状について数々の記録に残っています。感染初期は目立った症状もなく、長い潜伏期間の末に症状が現れた頃には効果的な治療法もなかったことから、多くの人々が無念の死を遂げたと考えられます(15)(22)。

このようにかつては不治の病だった梅毒ですが、現在は抗菌剤などを用いることによって完治する病気となりました。しかし、原因菌がなくなったわけではないので、油断すると知らぬ間に感染してそのまま性交渉を続けてしまうリスクがあります。この10年間、若者の間では約36倍の感染者が急増しています(12)。

まずは、中学、高校生までに学校で性感染症に対して正しい知識を持ち、適切な受診につなげることが重要だと考えます。もちろん、抗生物質を用いることで確実に治ります。早期に検査を受けて完治させることが重要です。

なお今回は詳しく触れませんでしたが、口や腸管の中に約1000種類、100兆個の微生物があり、一般的には感染を起こして死ぬというような悪性のものは多くありません。微生物が長期間体の中に住んでいると、血管に詰まったり、脳などに病変を起こすこともあります。これは日頃から口腔内の歯周病の治療を行っていくことで、腸内細菌に好影響を与えることが判明してきました。これらの菌のメカニズムや詳細については、私の兄が生涯をかけて研究しているので、その著書を記載しておきます。『あなたに潜むサイレントキラー』(講談社)。長い間にわたって人を死に至らせる重要な細菌もあり、最近では大いに問題になっています。

以上、今までよく知られた感染症について解説しました。今後、新たな問題になりそうな疾患については、第2章で述べます。

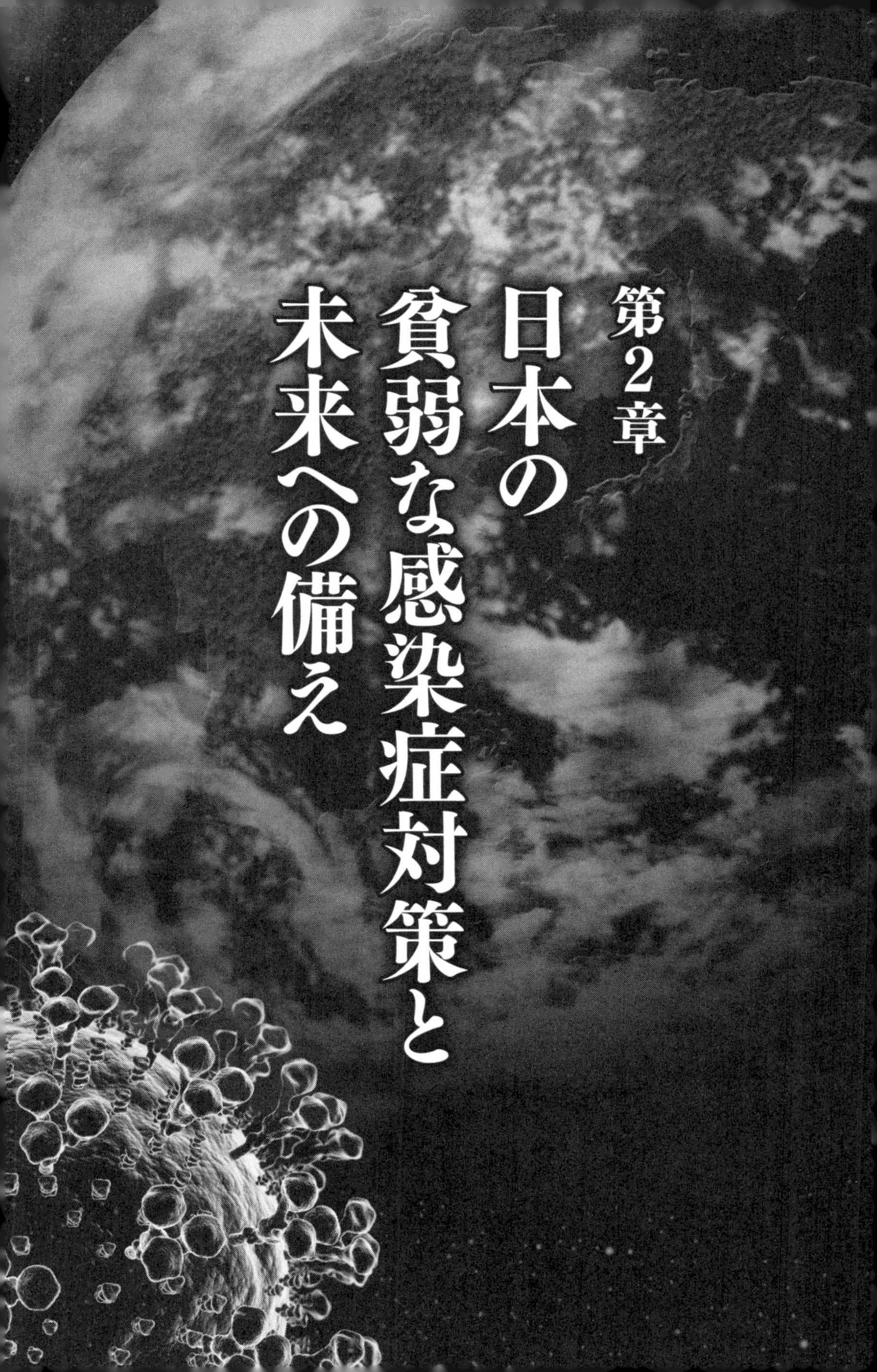

第2章

日本の貧弱な感染症対策と未来への備え

PART 1　コロナ対応で明らかになった日本の医療の実力不足

感染症対策に対する政府の取り組みが十分なされていなかった

今、あらためて日本における新型コロナ対策を振り返ってみると、「？」なことばかり思い出されます。感染が疑われるのに、4～5日間自宅待機を余儀なくされたのか。医療機関の病床数に余裕があったにもかかわらず、入院を受け入れられない状況が多発したのか。諸外国でワクチン接種が行われている中、日本だけが始まらない状況に陥ってしまったのか(2)。

こうした国内の混乱状況から、新型コロナ感染症対策専門家会議（以下専門家会議）のメンバーの責任はきわめて大きいと言えるでしょう(1)(2)(3)。

感染症対策では、感染者の拡大をできるだけ少なく抑えて、感染経路を特定することが理想です。

この対策が是正されたのは、かなり後になってからのことです。もっと早く適切な判断を下すことができていたら、もっと違う結果になっていたと思われますが、こういうときの政府の判断は極めて遅いと言わざるを得ません(24)。厚生労働省が科学的根拠も乏しいまま、WHOや疫学者などの予測を鵜呑みにしたために初動を間違えてしまったのではないかと考えます(3)。現場を良く知る人間、例えば公衆衛生学者、微生物学者、呼吸器科の医師などが判断していたなら、違う結果になっていたでしょう(1)(25)(26)。

ちなみに、厚生労働省には医系技官等で優秀な人材はあまりいません。もちろん、医師免許を持っていて医学部の公衆衛生学教室にいた人であれば、わりと厚労省には入りやすく、少し勉強すればすぐ出世して、日本の医療行政を行う権力者になります。ただし、その中に米国のファウチ博士のような学術を究めた人はまったくいません(3)(24)(25)。

PCR検査を絞り込んだ理由に関して、当時、専門家会議のメンバーの主張は、医療現場が混乱するからというものでした(12)。感染初期では最初に陽性者を検出し、感染者を隔離し、他の正常な人々を早く安全な場所に移し、徹底的に検査をすることが重要でした。

その後、国立感染症研究所の研究員がウイルスの全RNA配列を検索したところ、新型コロナウイルスの第1波はクラスター対策が功を奏して消滅したと発表しました。しかし、感染症の専門家から言わせてもらえば、第1波だけを制圧したことが安心安全を得たという証明にはなりません。その証拠に、第2波、第3波……第11波と繰り返し感染拡大が訪れました（18ページ**図1**）。これはひとえに、専門家会議の不適切な対策と、対策を専門家会議に託した政府の責任であると思います。PCR検査をいつまでも保健所や衛生研究所だけに行わせるのではなく、もっと早く一般のクリニックでも多く行えるようなしくみを構築していれば、と悔やまれます。

そもそも新型コロナウイルス感染拡大当初、何らかの症状があって感染が疑われる患者は、自ら保健所に電話をしなければなりませんでした。発熱やのどの痛みなどの苦痛があっても、37・5℃以上の発熱が4日以上続いているか、海外渡航歴がある人でなければ自宅待機を指示され、PCR検査を受けることさえできないというのはあまりにもおかしい対応です。こうして検査を受けられず診断のつかないグレーゾーンの人が結果的に家族に感染を広げ、外出をして市中感染を広げてしまいました。また、自宅待機中に症状が急変し、亡くなってしまった後でウイルス感染が分かったケースも多くありました。今から考えればありえない対応だったことが誰にもわかるはずです(3)(26)。

これらの根本的な問題は、今回のような感染症にまつわる非常事態を想定したマニュアルを日本は持っていないということなのです。政府に感染症への危機感がなかったことは明らかです。その結果、ほとんどの対策が的外れかつ後手後手に回ってしまったのです(4)(24)。

経験をもとに感染症マニュアルを整備してこなかった厚生労働省

国が感染症に対してきちんとしたマニュアルをつくる機会は過去にもありました。例えば、1980年代初めに起こった薬害エイズ事件がそうです。

薬害エイズ事件とは、血液凝固因子異常による血友病の治療として、輸入非加熱血液凝固因子製剤を投与したところ、その中にHIV（ヒト免疫不全ウイルス）が混入していたために、約2000人もの人がＨＩＶに感染してしまったという薬害被害のことです。しかも、当時は大部分の患者にＨＩＶ感染が告知されていなかったので、感染した患者の家族などへの二次・三次感染を引き起こしました。

当時の厚生省は、非加熱製剤は危険であり、安全な加熱製剤が米国にあることを知っていました。知っていながら非加熱製剤を認可し、適切な対応を取っていなかったのです。この事件の際に、私は政府の対応は非常に遅いと感じましたし、医師仲間の間でも政府や厚生労働省のトップに感染症を理解している人がいないのではないかと話していました。

このようなまさに〝人災〟とも言える薬害エイズ事件の教訓を生かして、さまざまな状況を想定した感染症マニュアルをつくり、対策を講じておくことはできたはずです。しかし、今回の新型コロナウイルス感染拡大を目の当たりにして、政府も厚生労働省も効果的な対策は講じてこなかったことは明らかです(3)(24)。

その表れとして、今回の新型コロナウイルス感染拡大では、諸外国と比べていかに日本の対策がお粗末で後れを取っていたかがわかってしまいました。前述のＰＣＲ検査一つとっても、米国やドイツ、台湾や韓国でも、流行の早い段階から政府主導による早期介入、つまりＰＣＲ検査等を積極的に実施していました。

例えば、ドイツでは可能な限り多くのＰＣＲ検査を実施し、陽性者の中で生活に困っている人には50万円を支給して生活不安を和らげる政策をとりました(7)。一方日本では、発熱37・５℃以上が４日以上続いているか、あるいは海外渡航歴があるか海外渡航歴がある人と濃厚接触がある人しか、実質ＰＣＲ検査を受けられず、先進国ではありえない対応でした(8)(9)。

感染症対策の基本は、とにかく「感染者を割り出して隔離する」ということに尽きるのです。ところが、その感染者を割り出すという基本作業が日本では十分に機能していなかったわけです。そのため感染者を適切に隔離することもできず、早期に鎮静化を図るどころか、諸外国に遅れて感染爆発を引き起こす結果となりました。

あまりにも現場を知らないおそまつな専門家会議

新型コロナへの対策において、無為無策ぶりを露呈したのは政府や厚生労働省だけでありません。専門家会議もそうです。私は感染症の専門家として、新型コロナ対策に関わったメンバーたちの対応や言動には首をかしげることばかりでした[2]。

例えば、新型コロナの感染拡大が始まった20年2月、政府の専門家グループの一員だった某教授は、「コロナ対策はクラスターを調べればよく、多くの検査を行っても意味はない」という趣旨の発言をしていました。検査によって感染者を割り出してしかるべき施設に隔離することが、感染予防学の基本の基なのです[4][7][24]。

その基本に忠実な感染予防学の専門家がいる海外では、大半がＰＣＲ検査をいち早く実施し、「検査ありき」で対策を講じていました。専門家会議の主張を取り入れたのか、あるいは厚生労働省の意向を受けてそうしたのかはわかりませんが、どちらにせよ日本では検査体制が長い間整わず、検査数はあまり増えませんでした[3]。

2年ほど前より、台湾政府のコロナの活動は理論的で正しいと思っていたこともあり、先日台湾へ旅行を兼ねて、コロナ対策の実情を見学してきました。コロナ流行時、台湾は世界で最も流行がコントロールされた国でした。理由は、衛生福利部長（日本の厚生労働大臣に相当）の感染予防対策が最も優れていたからです。台湾国民も政策を信じ、ほぼ全員がその指導に従って行動をしたためだと、バスガイドたちが説明してくれました。

日本のマスコミも当時、「いくら何でもおかしい」と声を上げていましたが、暖簾《のれん》に腕押しの感がありました。政府も検査数を増やすというメッセージを発信するようになりましたが、結果的に、検査数は欧米諸国のレベルに達することはできませんでした。なぜこんな事態に陥ったのか、いまだまともに検証されてもいません。

私のクリニックでは、これまで新型コロナの陽性が疑われる1万5000人以上を診察し、そのうち4000人ほどが陽性で、治療しました。もちろん、1人につき2~3回検査をしたケースもあります。その中で症状が重かった数人の患者は、大学病院など他の病院に搬送しました。それ以外の患者は本人と相談した上で、デカドロン、オルベスコ、イベルメクチン、カモスタット等の旧来からある薬剤を当初のころから使用しました。その治療でほぼ全員が完治しました。最も、最近ではカロナールと咳止めだけで出しているクリニックが多いようです。コロナウイルスに対する免疫が多くの人にあるからでしょう。

最近、外来ではMSD製薬製のラゲブリオ、塩野義製薬のゾコーバ等が少し効果を上げており、治療に用いていました。しかし、2024年4月1日より患者負担が3割負担となり、2万円前後となり、多くの人はこれらの薬を高価すぎて持っていきません。もっと安くて使い勝手の良い薬、もっと有効性の高いものを開発・発売させなければなりません。

前例踏襲の事なかれ主義がワクチン供給を遅らせた

日本ではなぜ、このように無責任なコロナ対策が延々と続いたのでしょうか。さまざまな要因が思い浮かびますが、私は厚生労働省の責任は特に重いと感じます[24][25][26]。厚生労働省の役人たちは自分の出世ばかりに目を向け、国民の命や健康を二の次に考えていると思うのは私だけでしょうか。

私は感染症の専門家として長年ワクチン開発研究を行い、厚生労働省の役人たちと接する機会は少なくありませんでした。その中で身に染みて感じたのは、役人というのはとにかく新しいことをやりたがらないということです。「前例踏襲」を貫く姿勢は見事なほどです。新型コロナ対策に関しても同様で、陣頭指揮をとるどころか、まさに傍観者、この国難を解決すべく積極的に何かをしようという考えは皆無で、専門家会議等に任せっきりだったといっても過言ではありません(2)(27)。

この姿勢こそが、日本のワクチン開発の足を引っ張ってきたのです。新しい薬の開発をしようとしても、もし失敗したら莫大な損失が出るので、厚生労働省の役人はその責任を問われて出世街道から外れてしまいます。そうなりたくないから組織や上司の顔色を伺い、努めて新しいことをしないことに腐心してきたようです(2)(3)(25)。こうした姿勢の表れとして、厚生労働省そして政府も、ワクチン研究にまともな予算を組んできませんでした(14)。

それが露呈したのが、今回の新型コロナパンデミックです。感染症対策として、検査による陽性者の割り出しと隔離とともに、ワクチンによる予防対策も非常に重要です。もし、日本がワクチン開発に力を入れてきたなら、早期から国産の新型コロナワクチンを国民に接種することも可能だったように思います。国民がこんなに莫大な借金をせずにすみました。我々も国産ワクチンの登場を期待していましたが、2・4兆円のワクチンを海外より購入しました。今も購入し続けています。

もちろん、日本でも製薬会社5社が新型コロナワクチンの臨床試験を行っていました。国内初の新型コロナワクチンとして製造販売の承認を得たのは、第一三共が開発した「ダイチロナ」で、これはｍＲＮＡをつつみこむリポソームに改良点が見られ、長期通常冷蔵庫保存が可能という特長があります。２０２４年10月２日より、ワクチン接種に国から補助が出され、65歳以上は３０００円負担で接種できます。

さらにMeiji Seika ファルマが販売に漕ぎ着けた「コスタイベ」は、自己増殖ＲＮＡワクチンで、他のウイルスのレプリカーゼをワクチンＲＮＡに挿入し、ワクチンＲＮＡを何倍にも増産させ、今までのワクチンより約10倍前後効率よく抗体を産出することができます[27][28]。その研究のもとはGeallらが２０１２年に発表しており、その後、多くの研究がなされてきました[29]-[32][35]。ともかく、ようやく日本でも３年遅れのワクチン生産となったことは、大いに評価できます。しかし、このレプリコンの増殖が強すぎるということで、このワクチンを危険視する声もあります。日本のメディアがオーバーに報道するせいもあるでしょう。ですがこれは私の弟子たちも研究しており、安全です[3][28][36][40]。ぜひ一般的な次世代レプリコン追加による自己増殖ＲＮＡワクチンとなってくれればいいと期待しています。

その他、武田製薬の合成タンパクワクチンもありますが、従来の方法でつくられたもので、私は効果が落ちるのでは、と思っています。

しかし、最近のコロナ禍からの反省からか、世界で初めてのコスタイベの認可は、厚労省もがんばったと思います。この方法をぜひ日本国内にも普及させたいと思います。

日本は新型コロナワクチン接種がなぜ遅かったのか

前に述べたように、日本の新型コロナ対策や医療を見たとき、ずっとワクチン開発の実力不足を思い知らされてきました。

日本が他の先進国に比べてワクチンの接種開始が遅れたことは、感染症の専門家、あるいはそれを指導する厚労省の怠慢であり、最も由々しき問題でした[24]。

これは国による一元的な国民のワクチン接種の重要性を示す記録・管理システム及びワクチン開発能力が日本にはなかったためです。

そのため自治体ごとに接種の進め方や予約の取り方はまちまちで、医師や看護師の確保にも地域差が発生しました。こうして混乱の中でワクチン接種がスタートし、1カ月たって発表された調査結果では、人口に占める1回目の接種を終えた人の割合が最も高かったのはイスラエルで63%、イギリスは52%、アメリカは46%だったのに対し、日本ではわずか3%に過ぎませんでした。この数字が、すべてを物語っています(34)。

ワクチン接種は、まずワクチンの確保に始まり、大規模な接種を進めるための組織、会場の確保、そして医師や看護師の雇用などが必要です。それらを遂行するために必要となれば、法改正などの手続きも求められます。さらに、どんな年代の人でも接種の予約が簡単に取れるしくみをつくることも重要となります。ところが日本の場合、これらのすべてにおいて国がイニシアチブを取って取り組んだとはとても言えません(8)(12)(13)。

さらに、日本では一番目に承認されたファイザー製ワクチンに対して、国内で追加の臨床試験を行っていたことも接種開始が遅れた要因です。もともと有効性を確認する臨床試験は海外で実施済みでしたが、日本人に対する有効性を見極めるために長時間をかけて追加試験を行ったのです。念には念を入れて有効性のみならず安全性を確かめることは、無駄というより失敗でした[7][10][25]。未知のウイルスによる感染が世界的に爆発する中、可及的速やかに行うことが大切でした。しかし、2024年10月に、ようやく国産ワクチンも生産されたことで、現在は少し満足しています。

私は各承認ステップが遅すぎると今まで何度も警告していました[1][12]。日本の場合、少しでも副反応が出るとメディアが大きく報道し、これが重なるとワクチンを忌避する雰囲気が出来上がってしまいます。ワクチンをすべて否定する本を出している医師たちもいますが、本質を理解できていない人がほとんどです。

実際、接種開始の遅れによって、ワクチン接種をするころにはウイルスが変異してしまい、あまり効果的な免疫を獲得できないという状況もよくありました。ワクチンを打ったのに変異もすぐ発生し、感染リスクは依然として高いままという状況に人々は、大きな不安を抱えることになりました。

なぜ日本では本当に良いワクチンがつくれないのか

日本でワクチン接種が遅れたのには、根本的に「国内でつくれていない」ことが大きかったと言えます[7][13]。私自身、長年ワクチン研究開発の現場に身を置き、最近では「ｍＲＮＡワクチン」にも携わってきましたが、ワクチン開発においてはもともと国のバックアップ体制をはじめとする複合的な課題が背景にあるのです。

例えば、予算です。新型コロナウイルスのワクチン開発において、欧米では２０２０年初頭には数兆円規模の予算をつぎ込んで取り組んでいました。日本では１００億円程度とその差は歴然でした。また、感染症に対するワクチン開発は何よりスピードが求められるので、国が主導して開発に必要な手続きを簡略化したり、臨床試験を行う施設を多数確保したり、臨床試験をスムーズにするしくみづくりをすることが不可欠なのですが、政府は旧態依然でした[9][13][33]。

感染症に対するワクチン開発というのは、安全保障と世界各国との外交の意義を持ちますが、そうした視点が日本には不足しており、30年ほど前からすでに大きな差がついていました。そして今回の新型コロナウイルス感染症においても、海外と日本との差をまざまざと見せつけられました。

なぜそうなってしまったか。常時必要というわけではないワクチンは企業にとっては利益になりにくいので、国はいざというときのために必要だという観点に立って開発をバックアップしていく必要性を感じていなかったのです。現にスウェーデンなどでは、たくさんの販売が見込めない薬でも、国が企業に一定の金額を補助する制度をつくりました。日本では、その後、国産ワクチンの開発支援や大規模な臨床試験に要する費用を補助するための予算を計上していますが、アメリカと比べると大幅に少ない金額です。その結果、海外からのワクチン輸入額は膨れ上がり、20年には約6700億円、21年には約5100億円を支出しています。これまでに2・4兆円近くも費やしました。2024年10月に入り、3年遅れで国内産がようやく出てきました。もちろん、残念ながら内容のない誤った本を読んでワクチンを打たないという頭になっている患者さんも相当多くおられます。

日本で新規のウイルスの研究開発ができる施設が少ない

日本はもともと感染症研究の分野では数多くの功績を残しています。私が大学の医学部で学んでいたころ、教授だった吉野亀三郎先生はヘルペス・ウイルスの研究者で、その後ヘルペス・ウイルスに効果のある薬の開発に貢献されました。前の医学部教授だった梅澤濱夫先生は、日本が誇る結核に効くカナマイシンという抗生物質の開発者です。また、北里大学の特別名誉教授の大村智先生はイベルメクチンを発見し、15年にノーベル生理学・医学賞を受賞しています。イベルメクチンは、私自身、高齢者施設で疥癬の治療薬として使用していましたが、今はあまり使用していません。今回の新型コロナウイルスに感染した患者の一部に治療薬として用いられ、一定の効果を上げたようだと考えています。

このように日本では感染症における優れた研究者がいて、研究成果を出してきましたが、現在、その基盤となる基礎研究分野は国の経済力低下により研究費が得られなくなり、非常に衰退してきています。

ワクチンの開発過程では、病原体の取り扱いが必須となります。それには安全性が担保された実験施設や設備が不可欠です。今回の新型コロナウイルスのように、世界で初めての危険な病原体を扱える施設は、日本では国立感染症研究所しかありませんでしたが、最近、長崎大学に施設ができました。

実験室はウイルスの危険度によって、P1からP4まで4段階に分けられています。P4は、ヒトからヒトへ感染し、治療法や予防法が確立しておらず、生死に関わるような危険なウイルスが対象です。そのP4レベル微生物が扱える施設が、日本には2カ所しかないのです。

アメリカでは、私も研究を行っていたハーバード大学やデューク大学、パスツール研究所、NIH（アメリカ国立衛生研究所）、CDC（アメリカ疾病予防管理センター）など、12～13カ所はありますし、イギリスでは4カ所、フランスにもイギリスと同程度あります。

今回の新型コロナウイルスのように新しいウイルスが発生しても、それを研究する施設は限られています。

このような状態では、新規のウイルス対策やワクチンの開発などに期待を寄せることはできません。もっと施設を整え、ワクチン申請や許可基準を迅速化させ、米国がmRNAワクチン開発を約1年で遂げたことを見習わなければいけません。

開発したくても圧倒的に足りない、研究者、モノ、カネ

問題なのは施設だけではありません。国立感染症研究所の研究者の数は、19年度のデータによると307人で、10年度より18人減っています。一方、アメリカのCDCは職員も含めて1万5000人もいます。CDCでは研究者が常駐し、新型コロナウイルスのような未知の感染症が起こったときには、すぐに現地に向かうことができるような体制が整っています。一方、日本では体制も整っておらず、医師の手も足りません(27)。

また、人員だけでなく研究費そのものも減少傾向が続いています。我々や多くの有識者は新型コロナウイルス感染症が起こる10年前から、今回のような感染症拡大時に備えて人員とともに研究費の増額を要望してきましたが、歴代政府は聞く耳を

持ちませんでした[14]。

この10年と言えば、政府は観光を成長戦略の柱と位置付け、訪日外国人の増加を後押ししてきました。外国からの旅行者が増えれば、その分日本国内にウイルスが持ち込まれるリスクが高まりますから、感染症対策の重要性は増すはずです。ところがそれに逆行するように、国立感染症研究所の新規採用を抑制し、さらには研究などで自由に使える経費も毎年のように削減を要求、現在では年間約20億円程度しかありません。コロナ対策で160兆円ものお金を使うのは本当にばかげています[3][15][24][25]。

研究開発費は少ない、マンパワーも足りない、そんな状況で日本が新型コロナウイルス対策において遅れを取ったのは当然のことであり、ワクチンが必要なときにつくれなかったのも自明のことだったと言えるのです[26]。

低下の一途をたどる、日本の研究力

一般に、ワクチンの開発には、基礎研究、非臨床試験、臨床試験という3つのステップで進められます。新型コロナウイルスワクチンについては、国内外において、不活化ワクチン、組み換えタンパクワクチン、ペプチドワクチン、メッセンジャーRNA（mRNA）ワクチン、DNAワクチン、ウイルスベクターワクチンなど、多様な種類があります(13)。

このうち前者3つは、不活化した新型コロナウイルスの一部やウイルスの一部のタンパクを人体に与えて、それに対して免疫をつくるしくみです。後者の3つは、新型コロナウイルスの遺伝情報をmRNAやDNAプラスミド、あるいは別の無害化したウイルス等に入れ、それが人間の細胞に入ってウイルスのタンパク質をつくることによって、ウイルスに対して免疫ができるしくみのワクチンです（**図4**）。

ちなみに、国内の民間製薬会社でも国産ワクチンの開発に乗り出したところがあります。20年に乗り出したのは、塩野義製薬と武田薬品工業（ともに組み換えタンパク）、第一三共（mRNA）、21年にVLPセラピューティクス（mRNA）、22年からMeiji Seika ファルマ（mRNA）などです(8)(26)。

そのうち、武田薬品工業はノババックス社（米国）から技術移管を受けて国内生産した「ヌバキソビッド」ワクチンが、あまり多くないものの、すでに22年から供給されています。これらのワクチンはわりと旧式のワクチンです。純粋な国産ワクチンとしては、24年10月に第一三共の「ダイチロナ」ワクチン、およびMeiji Seikaファルマの「コスタイベ」ワクチンができました。このワクチンはアルファウイルスの非構造タンパクが4個も入っているため（**図4**）、今までのmRNAワクチンより10倍程度抗原タンパクが強く発現し、従って免疫が強く、有効性が強く長く続くと思われます。特に非常に将来性の高い自己増殖ワクチンsell-amplifying RNA（saRNA）ワクチンであり、この方法は、抗がん剤や各種予防注射に今後広く応用されると思われます[27][32]。

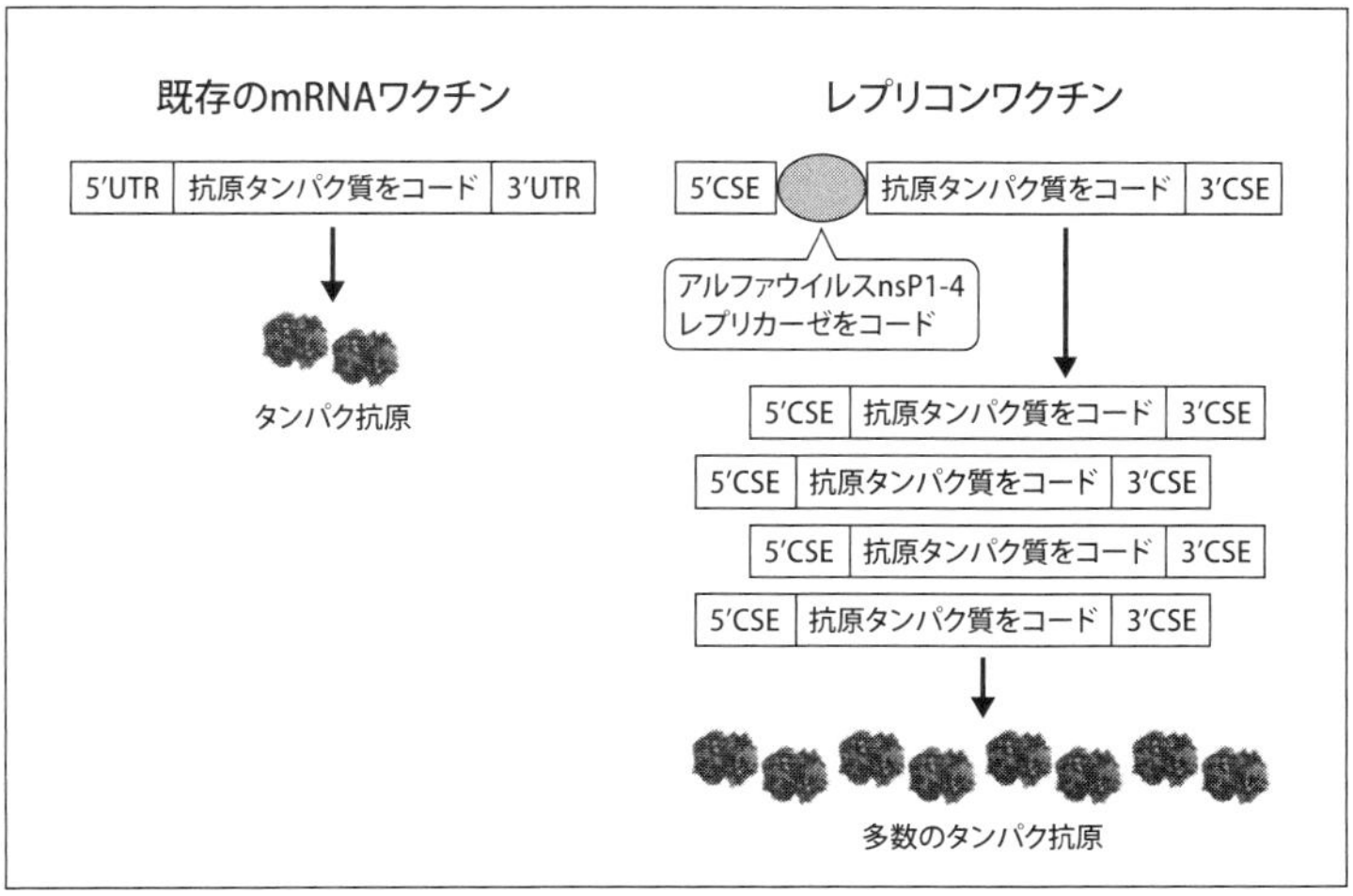

図4 mRNAワクチンとレプリコンワクチンの違い

メルク、ファイザー、第一三共のワクチンはコロナS抗原タンパクを産生させるワクチンです。Meiji Seikaファルマのワクチンはこれら抗原発現mRNAを体内で10倍程度にタンパクを増加させます。

このようにワクチン開発に成功したケースはよいのですが、途中で断念せざるを得ないケースも多いのです。開発資金が続かなくなってしまうことが大きな理由です。

ワクチンを開発するには、数々のハードルを地道に乗り越えていかなくてはなりません。まず、ウイルスが見つかって培養に成功し、次にワクチンを作製し、それが有効であるかどうかを確かめるために、動物実験を行う必要があります。その結果、高い割合で効果が認められたら、次は安全性を確かめるために、猿など人間と近い哺乳類を使った動物実験を行って、奇形などが発生しないかどうかを検査します。ここで安全性が確認できたら、次は人を対象とした臨床試験を行います。臨床試験にはフェーズ1からフェーズ4まであり、フェーズ1ではまず副反応がないかどうかを確かめます。さらにフェーズ2、フェーズ3と進むにしたがって対象人数を拡大し、有効性を確かめていきます。そしてフェーズ4に進むには、さらに多くの人を対象にワクチンを使用するグループと使用しないグループ（プラセボ）に分けて、有意差があるかどうかを確認します。

新型コロナウイルスの場合、感染が拡大して被験者が集まったときでなければ臨床試験ができないので、米国では動物実験から人間を対象にした臨床試験まで早いスピードで進みました。しかしながら、実験をするには相当な費用がかかり、人間を対象とした試験をする場合は副反応が出たときには補償する費用も必要となるので、フェーズ4をクリアするまでにはざっと100億円くらいかかります。先ほど国立感染症研究所への年間の補助金が20億円と述べましたが、それをはるかに超える多額の研究開発費がかかり、必ずしも製品化できるとも限りません。

国から補助金が出るとしても、民間の製薬会社がどこまで持ちこたえられるか。乗り出したはいいけれど、途中で撤退ということにでもなれば、それまでにかかった費用は無駄になってしまいます。そんな失敗が2回続けば製薬会社はつぶれてしまうため、挑戦したくても怖くてできないという側面があるのです[11][31]。

日本は新型コロナウイルス感染症対策で160兆円使いました。新型コロナが発生したから予算をつけたわけですが、もっと前から感染症対策に予算をつけてP4レベルの施設を他にもつくっておくべきでした。50億円もあればつくれたでしょう。それをしなかったばかりか、予算をどんどん削っていったのです[8][13]。

日本の医療の現在地は、実力、施設や設備、資金のすべてが不足しています。日本経済が地盤沈下している今、日本の研究力も極端に低下の一途をたどっているのです。

PART 2

大学が〃営利企業化〃し研究力が低下する日本

国公立大学の法人化が招いた功罪とは

日本の研究力が低下の一途をたどっている、その根幹的な要因として国の研究費の激減及び国公立大学法人法の改悪を避けて通ることはできません。

ここで少し国公立大学法人法について説明します。この法律は、「大学の教育研究に対する国民の要請に応えるとともに、我が国の高等教育及び学術研究の水準の向上と均衡ある発展を図るため、国立大学を設置して教育研究を行う国立大学法人の組織および運営並びに大学共同利用機関を設置して大学の共同利用に供する大学共同利用機関法人の組織及び運営について定めること」を目的に制定されました。これにより国公立大学は2004年4月から法人化しました。

国公立大学が法人化されるメリットとして、大学の予算や組織面での自由度が大きくなること、大学の判断で学生ニーズを踏まえながら履修方法などの工夫ができることなどが掲げられていました。また、第三者機関から定期的な評価を受けることになるので、大学での教育研究が客観的に評価され、それが授業の改善に反映される点も有効だとされていました。たしかにそういう側面もあるでしょう。しかしながら、国公立大学法人化はさまざまな歪みを生み、特にトップが教授らの意見をまったく聞かなくなる等、大きな問題を招いてきました。

国公立大学が直面したもっとも大きな問題は、ずばり〝お金〟です。国公立大学の運営は、国からの収入（運営費交付金、施設整備費補助金、国立大学財務・経営センター施設費交付金など）と自己収入（授業料、入学料や検定料、附属病院収入、雑収入など）、その他の収入などで賄われています。そのうちもっとも大きな割合を占めるのは国からの運営費交付金で、国公立大学法人化以前は、附属病院収入を除いて計算すると、約6割を超えていました。大学の運営は高い割合で運営費交付金に依存しているのです。

ところが、国公立大学法人化に伴って、国からの運営費交付金は年率で1％ずつ段階的に削られていき、現在まで約15％も減少しています。国からの収入が大幅に減ってしまったことで、必要な人数の教職員を確保できない事態が発生しています。教員が抜けても補充ができないため、大学のカリキュラムに悪影響を及ぼし、教育の質の低下を招いています。また、教職員一人がこなさなければならない業務が増えて多忙化し、研究が滞ったり、論文数が伸び悩むといったデメリットが半ば恒常化しています。

また、それに追い打ちをかけているのが、昨今の諸経費の高騰です。消費税、光熱費、通信費、試験材料費などが増加の一途をたどっているため、教職員の人件費だけでなく、さまざまなところで節約をしなければなりません。実質的に15年前の研究費の半分になっており、近年大学院博士課程は大幅に減少しています。

大学の経費節減で記憶に新しいのは、東京藝術大学がピアノを売却したという一件ではないでしょうか。電気代の高騰に伴う維持経費節減を一つの理由に、練習室で使用していたピアノ2台を撤去・売却したとの報道には衝撃が走りました。多くの芸術家を輩出してきた東京藝大でさえ、必須教材でもあるピアノの維持費が捻出できない事態に陥っているのです。同大学は、国からの運営費交付金の減少が売却の理由ではないと言っているようですが、到底言葉通りとは思えません。このような状況が首都圏の国公立大学でも起こっているのですから、地方の国公立大学ではさらにシビアな状況に置かれていることは想像に難くありません(27)。

大学運営の主軸がアカデミアから行政官に

そしてもう一つの大きな変化は、理事職が創設されたことです。それまで大学のトップは学長で、その権限は大きいものでした。しかし、新設された理事のポストには、ほぼ文部科学省の官僚が就いているケースが多いのです。多くは学長が理事や理事長も兼任しているようですが、〝役人の天下り〟理事は大きな権限を持っています。

その結果、どうなったでしょうか。前述したように、国からの運営費交付金が削減されたことで収入が減り、その分を各大学が自力で資金調達をしなければならなくなりました。その方策として、一般企業にスポンサーを募ったり、企業と共同で研究開発を行って技術開発や製品化することで利益を得たり、その一環で補助金を獲得するなどがあります。しかし、アカデミアの世界を中心に歩んできた学長に、そうした資金調達を器用にこなすことはなかなか困難です。

一方、行政出身の理事は資金調達が得意です。行政のネットワークをもってすれば、一般企業に話を持ち掛けることは容易で、また、補助金を引っ張ってくることも得意です。こうして理事が力を持つようになり、学長も理事の言うことに従わざるを得ない状況に置かれる構図となっていきました。アカデミアの中から大学運営に関わる教員が徐々に排除され、理事長をトップとする理事会が大学をハンドリングするようになり、結果「稼げる大学」に舵が切られていったのです。

稼げるかどうかは大学によって違いがあります。例えば、医学部がある大学は附属病院の収入があります。しかし、現実は国による医療費の削減、及び院内人件費の高騰等で大多数の病院は赤字です。理工学部がある大学も、その研究分野から一般企業とコラボレーションして、産学連携等研究収入が得られやすいと言えます。一方、文科系学部をメインとする大学の場合、国文や歴史などその研究内容はただちに産業には結びつきません。つまり、〝金にならない〟わけです。そのため文科系の大学では今日、国際関係や国際コミュニケーションといった即戦力人材を養うような学部を創設し、収益に結び付けようとしています。一般教養を身につけるという大学の在り方を忘れ、実業に直結する学問が優先される現状は、まるで社会に出るための予備校のようです。中国ではＡＩ産業化のための大学生が急増しています。

２０１６年には国立大学法人法が改正され、指定国立大学法人制度が制定されました。これは大学における教育研究水準を向上させ、イノベーションの創出を図るために、その教育研究活動の展開が見込まれる国立大学を文部科学大臣が指定するものです。

指定された大学は、研究成果を活用した収益事業を行う子会社を設立できたり、世界的な研究者など卓越した人材を確保するために高額の研究費を支給できるなどのメリットがあります。当初は東京大学、京都大学、東北大学の３校でしたが、２０２３年には10校に増えています。

日本全体で見れば、地盤沈下の止まらない日本の大学の研究開発力の底上げに貢献できるかもしれません。文部科学省が大学10兆円ファンドとして、東北大学に２０２４年度より年１００億円の支援がされるようになりました。しかしながら、一部の国公立大学に資金が集中し、その分、他の国公立大学の予算が削られて、多くのアイディアを持った教員の研究の芽を摘んでしまうことになってしまいました。数人のノーベル賞を受賞された先生は、一人数千万円のお金を使える時が、自分の新しい研究が自由にできたと言っていました。

大学附属病院で立て続けに起こった医療事故

私が所属していた大学法人も、他の国立大学法人と状況は同様で、状況は悪化してきました。

大学の医学部も法人化以降、経費が大幅にカットされ、人員を削られ、新しい人材を雇うこともできずに人件費の効率化ばかりが求められていました。結果として、経費の大幅カットによる医師や看護師の人数減に伴う相互確認ミス等です。それらの悪影響が附属病院にも大きく及んでいるのです。医療現場をよく知らない者がマネジメントのトップに携わり、ギリギリの人員で現場を回していて、適切な医療を提供することができるでしょうか。そんな状況の中では、医師等の情報共有の不徹底などが起こっても不思議ではありません(6)(24)。

そして多くの大学附属病院で同様の問題が生じています。

地盤沈下が著しく進んでいる日本の大学と研究者

大学は、あらゆる「知」が集結した学術の場です。大学は、世にあるさまざまな学問をそれぞれの分野の専門家や研究者が広く深く究める場所であり、多くの者が教養や専門性を身につけるための教育を行う場所です。本来、「稼ぐ」ことを目的としていません。

それが国立大学法人法の施行によって、教育の場に「稼ぐ」ことが求められるようになったことで、稼げない学問がないがしろとまではいかないまでも、優先順位が下がったことは否めません。

もちろん、日本の労働者人口の老齢化および労働可能な若者の減少等を主とする日本経済の貧困化が大きな原因であることは論を俟たないことですが、こうした状況が日本全体で静かに進行していて、制度が続く限り根本的に改善するアイデアが見つかりません[27]。

少子高齢化が加速度的に進行している現在、学生数は今後益々減っていきます。2023年の調査では、定員割れしている私立大学は、約53％と調査開始以来最多を更新したそうです。国公立大学でも欠員補充2次募集を行った大学が数校あり、今後生き残り競争が一段と激化していくことが考えられます。

文部科学省の推計によると、大学入学者数は2040年に51万人、2050年には49万人になるということです。この見積もり通りになるかどうかはわかりませんが、大学はさまざまな改革を行い、今まで以上に魅力ある教育プログラムを打ち出して、優秀な学生を引きつける必要に迫られています[4]。

国公立大学は本来、研究設備が充実しているところが魅力です。しかも私立大学と比べて学費が安価です。しかし、その強みが今、じわじわと崩れています。昭和10年生まれの私の兄が国立大学医学部の学生時代の年間授業料は1500円でした。昭和20年生まれの私が大学生のときは、1万2000円でした。現在は54万5800円ほどになっています。東京大学が次年度入学者に対して年間約11万円もの学費値上げを決定しました。

運営費交付金の削減により、やむを得ず教員人事を凍結する方針を打ち出したり、ゼミがなくなったり、研究開発が滞ったりする事態がすでに大きく進行しています。アカデミアの現場を知らない行政出身の大学理事長たちに、そうした状況を打開する魅力的なカリキュラムを生み出せるとは思いません。

いずれにせよ、大学が収益本位になって教育研究をないがしろにしては本末転倒としか言いようがありません。現に日本の大学の地盤沈下は起こっており、グローバルでの評価も大きく低下しています(27)。

その指標の一つに、英国の教育専門紙「タイムズ・ハイヤー・エデュケーション(THE)」が毎年調査している世界大学ランキングがあります。教育、研究環境、研究の質、産業、国際的展望の5分野でスコアを算出するもので、2023年9月に発表された最新版では、108カ国と地域にある1904校を対象に行われました。その結果、1位はオックスフォード大学(イギリス)、2位はスタンフォード大学(アメリカ)、3位はマサチューセッツ工科大学(アメリカ)で、トップテンはイギリスとアメリカの大学が独占しています。アジア地域で最高位は精華大学(中国)の12位です。日本の大学を見てみると、最高位は東京大学の29位、ついで京都大学の55位、東北大学の130位です。ちなみに、10年前の2013年版では、東京大学は23位、京都大学は52位でした。年によって大きな順位変動があり、一概には比較できません。しかし、文部科学省は「人材力強化のための教育改革プラン」を策定し、政府も「世界のトップ100大学に日本から10校」というオーバーな目標を掲げて力を入れてきたはずです。

人口が激減している国は衰退するのみです。ノーベル生理学・医学賞などは、もうあまり取れないと思います。もっと人工知能(AI)を活用し、国際的に通用する立派な学者をどんどん増やさねばなりません。

PART 3 ―― 人材、予算の分配でイノベーションが起きない

日本のイノベーションは完全に遅れを取っている

稼げる大学、儲ける大学づくりを目指す国公立大学法人化が、結果的に教育の質や研究力の低下をもたらしていることは前項で述べました。ひいてはそれが日本の産業界にも暗い影を落としていると感じます。その一つが、イノベーションです。

イノベーションは、日本では「技術革新」と訳されますが、本来的な意味は古い循環を突き破る、つまり創造的破壊をすることによって、新しい循環を生み出していくというムーブメントです。革新的な技術や発想によって新しい価値を見出し、社会に大きな変革をもたらすものです。そうした発想に立たなければ、イノベーションは起こりません。そのようなイノベーションを起こす人材を育成するために大学が存在するといっても過言ではありません。

しかし、残念ながら日本の国公立大学は優秀な教員の不足や研究費不足により、そ

の役割を果たせなくなりつつあります。国立大学法人法の施行以降、その傾向はますます顕著になって、産業界の衰退につながるという悪循環を招いてしまっているのです。

松下電器、日立、東芝、ソニー、日本電子、西武グループ等、当時はトップクラスだった産業界の雄が元気を失っていく様子を肌で感じてきました。例えば、日本がイノベーションにおいて明らかに世界に遅れを取っている分野として思い浮かぶのは、ＡＩを積極的に活用した産業、電気自動車や自動運転技術、エネルギーの転換、そして抗生剤、新しい感染症に対するワクチン医薬品開発です。

情報通信産業においては、皆さんもご存じの通り、「ＧＡＦＡＭ」（アメリカの大手ＩＴ企業のグーグル、アップル、フェイスブック（現メタ）、アマゾン、マイクロソフト）にまったく歯が立ちません。かつて日本のＩＴ分野を牽引していた企業は、政治献金をして天下りを受け入れ、国家的なプロジェクトを受注して生き残ろうとしています。しかし、その一つである「マイナンバーカード」の保険証との紐づけを見ても、トラブルだらけです。本当にこうしたシステムさえ満足に構築できないほど、日本のコンピュータ関連の技術やサービスを提供するＩＴ企業の技術力は低下してしまったのでしょうか。

2024年にノーベル賞を受賞した人のうち、4人は人工知能であるAIを使用し、物理学、化学に応用の基礎をつくった研究者でした。日本はこの分野においても完全に出遅れています。もちろん、戦時中に多くつくっていた飛行機すら満足につくれません。かつての造船大国も韓国、中国に価格戦争で敗れ、勢いがまったくなくなりました。このような状況で、日本人が満足に働ける企業がなくて今後大丈夫なのでしょうか。

エネルギーに関する問題は、これからの地球環境を考える上で避けては通れません。欧州各国は風力や太陽光発電の方向に舵を切り、再生可能エネルギーへの転換を進めています。

ところが、日本の場合、いったんは原発の稼働を停止したものの、「原発がないと電力が足りない」という話にすり替えて原発の稼働を再開しています。

また、各国の代表が集まって気候変動対策について議論するCOP（国連気候変動枠組条約締結国会議）では、気候変動対策として脱化石燃料が叫ばれている中、日本はその取り組みに消極的だとして国際環境NGOのCAN主催の「化石賞」をなんと4回連続受賞するという不名誉を残しています(27)。

医薬品分野の遅れは生命存続の危機とも言える

そして今重要なRNA等の遺伝子関連医薬品も、日本の世界における存在感は薄いと言わざるを得ません。RNA医薬品のRNAとは、遺伝子の指示でタンパク質をつくる働きのある核酸のことで、がんの増殖を抑制するなど大きな可能性を秘めた物質です。RNAにはタンパク質の合成の仕方によってさまざまな種類がありますが、新型コロナウイルスの発生によって、一躍知られるようになったのがmRNAワクチンです。

mRNAは、ドイツのバイオ企業ビオンテック社顧問で米ペンシルベニア大学のカタリン・カリコ客員教授による画期的な発明によって生まれました。カリコ氏はmRNAを構成する塩基の一つ、ウラシルとリボースが結合したウリジンをシュードラリジンに置き換えることによって、分解されにくく、かつ炎症を起こさずに体内に入れる技術を開発しました。この技術を基にビオンテック社が米製薬大手のファイザー社と新型コロナワクチンを共同開発し、開発着手から1年もたたないうちに実用化され、新型コロナウイルス感染拡大が続く世界各国に普及しました。

ウイルス感染症のワクチンは、従来、人体に無害なウイルスタンパク質などを利用していましたが、日本では今までに実用化まで通常10年程度は必要で、日本国内で許可認定を取るにはとにかく時間がかかるという難点がありました。しかし、新型コロナウイルスワクチンがこれほど早く実用化された背景には、カリコ氏らによる基礎研究の積み重ねとｍＲＮＡ技術及び欧米での認可のスピードがあったと言えるでしょう。

長い時間を要する基礎研究を続けるために必要なのは、研究費です。すぐに成果が出なくても、資金の心配をすることなく研究が続けられる環境にあれば、いざ必要となったときにスムーズに実用化にこぎつけることができるわけです。さらにコロナ感染症では、ワクチンの臨床試験を行うために十分なコロナ感染患者が存在しました。

余談ですが、カリコ氏の研究者人生は決して順風満帆だったとは言えないようです。生まれたのはハンガリー東部のソルノクというまちで、生まれ育った頃は米ソ冷戦時代だったため物資が乏しく、決して生活は楽ではなかったようです。10代の頃から将来科学者になると決め、大学に進学して分子生物学を学び、博士号を取得しました。その後、ペンシルベニア大学に移り、mRNAの医療応用の研究を本格化しましたが、研究に対する理解が広がらずに助成金を打ち切られてしまいます。それでも研究をあきらめなかったからこそ、mRNAワクチンの実用化につながったのです。

日本が地道な基礎研究に根気強く資金を出してくれる国であったなら、新しいワクチンが日本で開発され、実用化された可能性はありました。3年遅れですが、2024年10月よりmRNAワクチンが日本でも発売され、使用しています。

さまざまなデータが示す日本の衰退

調べてみると、日本の持続可能性を疑うようなデータがいくつもあります。例えば、1997年以降、日本の賃金は30年の間上昇しておらず、実質賃金は下降傾向が続いています。OECD先進国が日本を除いてすべて上昇している中、日本の一人あたりのGDPはとうとう31位まで後退してしまいました（2023年IMF統計より）。

また、日本のGDPもドイツに抜かれて3位から4位に転落しました。2010年代半ばには、世界に占める割合が17％ほどありましたが、現在は5％ほどで、実に3分の1まで縮小しています。

また、人口減少はあらゆる分野に派生する最も大きな問題です。**図5**に見られるように、若い人口が著しく低下しています。老人ばかりの国で国力の増強はほぼありません。もちろん、私の兄も89歳で、内科医をしており、私も79歳ですが、もう10年ほど働きたいと思っています。日本の定年の年齢を引き上げるべきだと思います。

日本政府は1994年に総合的な少子化対策である「エンゼルプラン」を実施したことを皮切りに、2003年には少子化社会対策基本法が制定され、それから4度にわたる「少子化社会対策大綱」の策定、「まち・ひと・しごと創生総合戦略」、「ニッポン一億総活躍プラン」、「人づくり革命基本構想」、「新子育て安心プラン」、

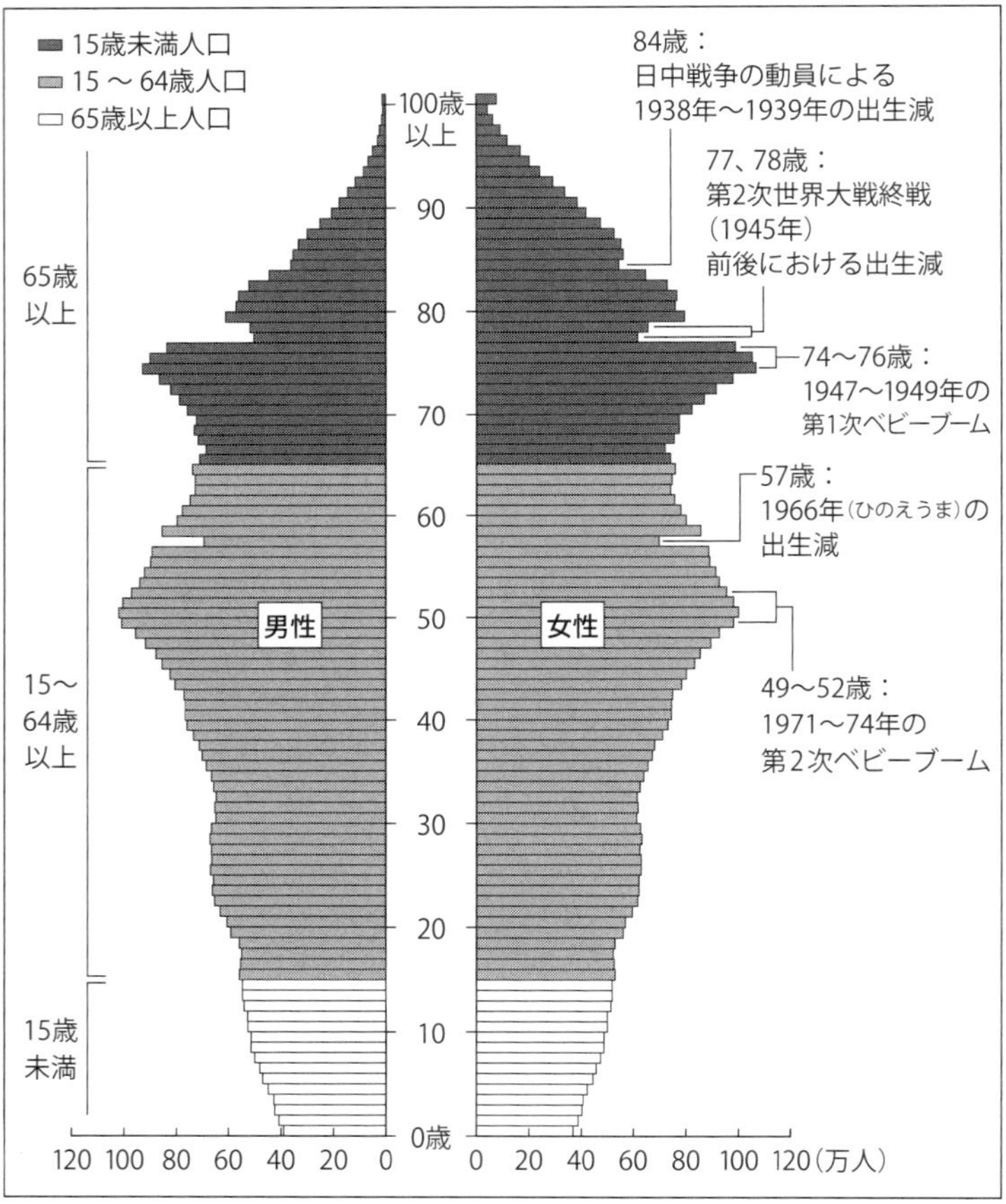

図5 2023年10月1日現在の人口ピラミッド 出典：総務省統計局人口推計を参照して作成

「全世代型社会保障制度」など、少子化に歯止めを掛ける対策に取り組んできました。現在も「異次元の少子化対策」という名の下、少子化対策担当大臣という役職を新設して取り組んでいるようですが、いつも言葉だけ先行して、実際はあまり期待できそうにありません(27)。

世界中でイノベーションが起こっている今日、日本だけ逆回転がかかっているように見えてなりません。この状況から脱するには、地道に人材を育成することしかないと思われます。子どもを持ちたい夫婦人口を多くするのが政府の役割でもあります。人口を増加させ、海外より優秀な人材を集め、新産業を開発するべきです。人口1億人の国ですから、AIの活性化、IT関連企業への補助、海洋大国、観光大国、教育大国などでいくつも成功を収める可能性があります。一方、中国、台湾や韓国の一人当たりのGDPの伸びは目覚ましく、日本はその後塵を拝している状況です。大学院を出た人々の働く場所は日本にはありません。

人材を育成するには、やはり大学や研究機関などへの投資が必要です。また、お金だけでなく時間も必要です。焦らず、目先のことにとらわれず、じっくり取り組んでいく丹力をもって、具体的な目標を掲げながらイノベーションを促していく流れを構築して、10年かけて挽回していかなければなりません。コンピュータやＡＩの基礎及び英語を小中学生から教えた方がいいと思います。今でもヨーロッパの国から研究能力の高い人が多く輩出され、ノーベル賞を取っている研究者が多くいます。いずれの国も日本ほどＧＮＰは高くありません。しかし、ケンブリッジ大学やオックスフォード大学等は、米国と研究を競い合っています。しかし、日本には大学院を出ても能力を生かす職場がありません。

政府が推し進めてきた新自由主義の功罪

この30年の間、日本の政治は「新自由主義」の概念の下で行われてきました。新自由主義というのは、政府の個人や市場への介入を抑え、自由競争によって経済の効率化や発展を目指すべきとする経済学上の思想のことです。「ネオリベラリズム」とも呼ばれ、海外ではイギリスのサッチャリズム、アメリカのレーガノミクスなどがその例です。

日本では１９７０年代に起こったオイルショックを経て、世界各国が財政赤字など深刻な問題を抱えるようになったことを受けて、１９８０年代に新自由主義が広がりました。当時の中曽根康弘首相が行った国鉄、電電公社、専売公社の三公社民営化は、新自由主義に基づく代表的な政策です。その流れを汲んだのが、２００１年に就任した小泉純一郎首相です。

こうした国家（政府）の経済活動への介入を最小限に抑えるべきという考えは、自由競争を促すことで経済活動が活性化されるというメリットがあります。反面、社会保障費が減らされるなど、貧富の差が拡大するというデメリットがあります。

成長戦略を推し進めてきたアベノミクスの下では、企業は株主利益ばかりを追求し、利益を従業員に還元せず、内部留保を増やし続けました。企業トップは目の前の業績ばかりを気にし、イノベーションを主とする長期的視点を失った近視眼的な経営をするようになりました。こうした発想では企業は時間もコストも掛かる人材育成にじっくりと取り組もうとはしなくなります。それどころか、いかに研究開発費や人件費を削減し、業績を上げることばかりを考えるようになりました。

その結果、正社員を減らして派遣社員を雇う、あるいは業務の一部をアウトソーシングするという経済的効率化を進めるようになりました。こうしてこの30年間に日本人の実質賃金は低下し、一人当たりのGDPも先進国中で最低となりました。その結果、お金は回らなくなって、ますます日本全体の経済力が低下していくでしょう。

そもそも、土地や物価が下がったバブル崩壊の反省も検証もせずに新自由主義にシフトしたことが、現在の状況を招いていると思えてなりません。

台湾の人は、お金を貯め込まず、広く社会に循環させると国の経済が活性化するというメリットを実感していました。この国の政府がしっかりしているせいだからかもしれません。

既得権益者が得をし、一般人が切り捨てられる政治を憂う

日本の政治に関して言えば、現在、さまざまな問題が報道されています。最近では、自由民主党の派閥の政治資金問題が明らかになりました。これは自民党派閥が政治資金パーティーの収入の一部を政治資金収支報告書に記載していなかった疑い

があるというものです。

国民の一人として、また研究者としてその研究予算が削られて苦労した者として、政権与党の自民党を支持するにはあまりにも国民の生活をないがしろにするもので、選挙でも大敗し政策が混乱しています。

そもそも自民党は保守本流の政党であったはずです。保守とは、その社会で伝統的に累積された社会的、政治的、宗教的な秩序などを重んじる思想です。それがいつの間にか、既得権益者のための政党になってしまいました。国会議員が2世・3世化し、新しい力のある人物が登場しない、実力を発揮できない国策となり、自分が選挙に勝つために働いているようです。自民党を支持する団体、例えば経団連や日本医師会、あるいは旧統一教会、連立を組む公明党を支持する創価学会といった団体の組織票を取りまとめるために、支持団体の利益を優先し、便宜を図り、結果的に金銭によって既得権を後押ししてきたわけです。

政治の役割とは、法律や政策について社会の意思決定をすることで、国民の安全を保障し、生活を守ることが最優先だと思います。ところが実際には、既得権益者が得をし、組織や資金力の乏しい庶民が切り捨てられるという真逆の方向に向かっているように見えます。自分が選挙で当選することのみを重視し、国家百年の計はまったく語ろうとしません。寂しい限りです。

東京一極集中が及ぼす悪影響

〝切り捨てられる〟といえば、私が近年気になっているのは、政治が「東京一極集中」を推し進め、地方を切り捨てているのではないかということです。大都市圏では、都市再生の名のもとに再開発政策が取られてきた一方で、地方に対する公共事業や企業誘致に代わる施策を打ち出してきませんでした。

不動産デベロッパーを例にとっても、投資をするなら東京でなければ短期的な成長を実現することができないので、地方にはなかなか目を向けません。こうして地方への投資や事業展開がどんどん後退していくという現実があります。

東京一極集中によって利益を最大化する企業、大都市に投資を繰り返す利益団体がある一方で、地方都市は積極的な投資促進や企業誘致を推進しなければ、人口が流出して産業が元気を失い、衰退していくおそれがあります。実際、国公立大学法人化以降、財政悪化により公立大学の予算を削減する地方自治体はほぼすべてです。例えば、公立大学では最大の9学部を擁する大阪公立大学では、附属病院を除く人件費や物件費が徐々にカットされていきました。同大では教授が退職しても補充されないため、必要なときだけ講義を行う特任教授を当てるなどの人件費削減策を講じています。大阪公立大でさえそうなのですから、他の自治体ではさらに予算を削減している可能性があります。

こうした現状は、東京一極集中という政策を進める国や、東京一極集中で短期的に利益を上げたいという企業の方向性の一致がもたらしたものだと言えるのではないかと思いますが、日本全体の研究力低下は、各地方大学の研究費の著しい低下が強く影響しています。

新型コロナウイルス感染拡大のときでさえ、国産ワクチンをつくることよりも、海外でつくられたワクチンを買えばいいという姿勢でした。こんなことでは、今後、日本を揺るがす大きな問題が発生したときに、対応できなくなるということを今回の失敗で経験しました。

PART 4

感染症予防に備えることは日本の国益と世界の利益になる

ワクチン開発に後ろ向きな日本を変える

人類は今まで、天然痘、ペスト、梅毒、マラリア、インフルエンザ、結核、麻疹（はしか）、HIV（エイズ）などの感染症の流行により大きな被害を受けてきました。そしてまた多くの感染症が、ワクチンによってその流行をほぼ克服してきました。他方、HIVやマラリア、デング熱など、いまだにウイルスに対する効果的な良いワクチンがないものもあります(13)(34)(35)。

そして今回、新型コロナウイルスの世界的な流行を経験し、あらためてワクチンの重要性を再認識することとなりました。今後の新たなウイルスや細菌の出現に対して、さらなるワクチン開発力が求められるわけですが、残念ながら日本は海外に比べてその申請書類の複雑化により著しく新型ワクチン作製能力が落ちていました。

新型コロナワクチンを例にとっても、国産のコロナワクチンの使用が初めて承認されたのは2023年11月のことです。第一三共の「ダイチロナ」は使用中です。次に武田製薬の国産ワクチンの接種が可能になったというわけです[13][35]。しかし、私自身の研究データからタンパクワクチンはコロナに対してあまり有効性が高いほうではないと思っています。さらに先述したMeiji Seikaファルマの「レプリコン」ワクチンが24年10月より発売されました。レプリコンを挿入してmRNAを増加させ、大変強くワクチン有効性を出現します（**図6**）。このsaRNAは現在多くの国で研究されていますが、日本で初めて使用されていることは大変すばらしいことです。遅きに失した感は否めませんが、ようやく数社による日本製の新しいワクチンが出現してくれました。

なぜ日本ではスピード感を持ってワクチンをつくれないのかは、すでに述べてきました。もっとも危険度の高い（P4レベル）ウイルスや病原体を扱う高度安全実験施設が実質的に国立感染症研究所と長崎大学に昨年完成したものを含めても2カ所しかないこと、研究者の減少、乏しい研究開発費、ワクチン開発にまつわる手続きの煩雑さなど複数の要因が関わっています。

さらに、この30年ほどの間に日本の財政力が低下の一途をたどり、新しい病原体の発見やワクチンの開発研究に十分な予算を割り当てなくなったことがブレーキになっていることは間違いありませんが、必ずしも財政力だけの話ではありません。イギリス、フランス、ドイツなどでもワクチンはさかんに開発されていました。しかし、日本は長い間、ワクチン開発に前向きではありませんでした。もちろん、政府やマスメディアが新しいワクチンの重要性を十分国民に伝えてこなかった点も大きかったのです。

新型コロナパンデミックが起こったとき、多くの人がワクチンを求めたはずです。馴染みの少ない海外製より国産ワクチンの方に安心感を抱く人も少なくないでしょう。しかし、ワクチンの責任を取る側である国は、「もしワクチンで何らかの問題が発生した場合どうするか」という思いが大いにありました。実際、子宮頸がんワクチンの接種が開始されたあと、いくつかの副反応が現れて、マスメディア等で反対され、政府は接種を躊躇しましたが、今はその有効性が認められ、政府も積極的に接種を進めています。

もともとワクチンの多くは子どもに接種して免疫力をつける意味合いの強いものです。その子どもの数が減少していることで、製薬会社のワクチン開発の優先度が低下したり、ワクチン開発企業の経営収益が減少しています。

ワクチン開発は人の命に関わる重要な政策です。長期的戦略を持って取り組んでいかなければなりません。未知の感染症が発生してから開発・研究を始めても到底間に合わないという現実を、今回の新型コロナが教えてくれたと言えるでしょう。

抗コロナウイルス薬の薬価は効果のわりに高すぎる

日本ではワクチンだけでなく、新しい抗ウイルス薬の開発できづらくなってきています。抗ウイルス薬の開発が難しい理由は、ウイルスは人間の細胞に侵入して増殖し、しかも変異するため、人体に影響を与えずウイルスだけに的確に作用する薬をつくるのは難しいからです。

現在、厚生労働省の承認を受けている新型コロナウイルス治療薬には、「抗炎症薬」「抗ウイルス薬」「中和抗体薬」の3種類があります。

抗炎症薬として、ステロイド薬のデカドロンがあり、抗ウイルス抗体には、ウイルスが細胞に侵入して増殖・拡散するのを防ぐ働きが強くあり、点滴薬のベクルリーやレムデシベルです。トランプ大統領も使用し、すぐ元気になったことで有名になりました。他には、経口薬のラゲブリオ、パキロビッドパック、ゾコーバがあります。抗体による治療薬はほぼ確実に治療効果が出ますが、保険でも1回2万円ほど治療費がかかります。普通の患者さんは高すぎて持っていきません。

中和抗体薬は、体内に入った抗体がウイルスの表面に結合して、細胞に侵入するのを防ぐ作用があります。私のクリニックでは、初期感染者にはデカドロンやカモスタット、ラゲブリオなどの薬剤と、カロナール、フスコデ等と症状を治療する薬を処方して、ほぼ全員が治りました。これらの薬価は非常に安く、自費でもそう負担は大きくありません。

この中で国内初の新型コロナ治療薬として登場したのがゾコーバです。２０２２年11月に緊急承認され、翌23年に保険適用になりました。重症化リスクのない軽症から中等症の患者を対象としたもので、重症化を抑制します。鼻水や鼻づまり、のどの痛み、咳の呼吸器症状、熱っぽさや発熱、倦怠感などの症状を改善する薬です。感染拡大と収束を繰り返していた時期だったため、国産の治療薬として緊急承認したのでしょうが、ワクチン同様、開発が早かったとは言えません。コロナウイルス増殖時、必要な「3CLプロテアーゼ」という酵素を選択的に阻害しウイルスの増殖を防ぐゾコーバはそれなりに早期の患者には効果がありましたが、催奇形性が胎児に認められたことにより、妊娠可能な女性には投与不可となっているので、実質的に女性には処方しにくい薬と言えます（**図6**）。

さらに薬価は1錠当たり7407円40銭、1治療（7日間）当たり5万1851円80銭と非常に高価です。国が治療費を全額負担していた23年10月までは予想を超える使用がありましたが、コロナが第5類となったことで患者の自己負担額が高くなり、費用

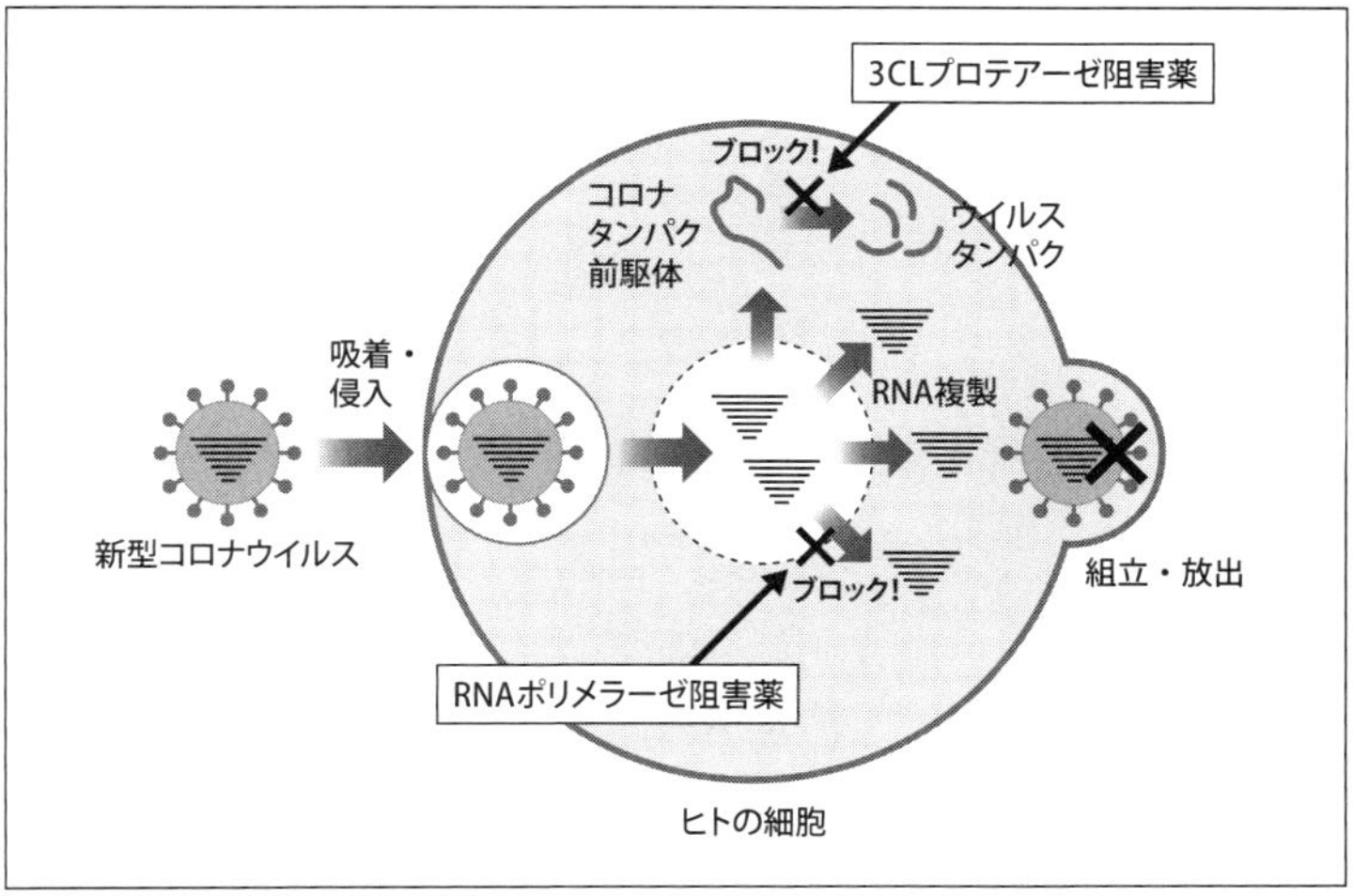

図6 最近使われている抗コロナウイルス剤

塩野義製薬のヌバキソビッドは細胞内でウイルスが増殖をするためウイルスRNAを多くつくりますが、RNAポリメラーゼにより、そのとき必要なRNAの合成を増加させないようにします。

ほどの効果が少なかったことから、今は使用が少なくなっています。これだけ高価だとそれも当然のことと言えるでしょう。

一方、ファイザー社製の3Cレプロテアーゼ阻害剤のパキロビットパックも、妊娠可能な女性または腎機能、肝機能等の障害、HIV感染症患者などには使用不可となっています。私の同僚たちは「割と良く治る」と言っていますが、使用範囲が狭く、副反応もそれなりにあるとのことです。私はMSD社のラゲブリオをよく処方していました。最も使用時の注意事項が少なく、RNA依存性RNAポリメラーゼによりウイルスRNAの複製エラーが増加し、ウイルスの増殖が阻止されます。高齢者にわりと気軽に投薬していましたが、現在これも高価になり、多くの人は高すぎて処方を断るという現状です。抗インフルエンザ薬のようにもっと安全で有効性も高い、安価な国産治療薬の開発が待たれます。

同じようなRNAウイルスの抗インフルエンザ薬は、3千円ほどで、一度薬を飲むと、数日以内でほぼ治ります。現在使用しているこれらの抗コロナ薬では不十分で、もう一歩、製薬会社のがんばりが期待されます。

マイナス成長を続ける経済、増え続ける医療費のその先

少し横道にそれますが、日本の医療全体がなぜ壊滅的な状態に陥ったのかについて述べてみたいと思います(9)(10)。

日本の医療は現在、世界でも類を見ないほど優れた国民皆保険があり、また長寿国でもあります。しかし、この国民皆保険は患者自身が払う負担が少ないため、多くの人は医療にどれだけの費用がかかっているか、気づいていないのではないでしょうか。

日本の国民医療費全体のうち、国や地方の公費が占める割合は約4割、年間45兆円もかかっています。しかもこの10年間で約10兆円も増加しています。国が破綻して医療最貧困国になってしまうのは火を見るより明らかです(24)。

なぜ、これほど医療費が膨らんでいるのでしょうか。もちろん高齢化が進んで医療を必要とする人が増えていることもあります。しかし、医療体制では世界一病床数が多く、医療機器も多いため、医師あるいは患者が多くの検査や長期入院を希望

しているという事実があります。窓口で支払う自己負担額が非常に少ないためです。アメリカのように医療費が高額であれば、おのずと診療を控えて自己負担を減らそうとするでしょう[24]。

日本の医療の質は非常にレベルが高いですが、このままでは医療費が国家予算の多くを占めて圧迫し、近いうちに財政破綻してしまうと予想されています。もちろんそれでは良くありません。60～65歳定年制ではなく、80歳でも働ける人は働けるようにシステムを考えなければいけません。政府のお金の余裕はゼロです。

さらに、2020年から新型コロナウイルス感染症の流行が起こり、その対策に総額約160兆円もの国家予算を投じました。ウイルスや感染症に携わってきた私からすれば、せめてワクチンや治療薬など感染症に対する新しい研究開発が進んでいたならまだ納得できますが、結局は外国製のワクチンや治療薬に依存していました。先々の展望も戦略もないままでは、日本の財政破綻を早めるだけです[10]。

今こそ医療政策や医療制度全体を見直すべき

私は長らく医学教育と感染症の研究に携わったあと、2012年にワクチン研究所を併設したクリニックを開業しました。日々多くの患者と接し、この診療が果たして適切なのかと考えながら診療に当たっています。

最近よく思うのは、私が医学生だった頃と今とでは、医師の考え方がずいぶん違うということです。私が大学を卒業したときは年間2500人ほどの医師が誕生していましたが、今は9000人もの医師が誕生しています。医師を目指す人がこれほど増えている背景には、医師は他の職業より収入が高く生活が安定しているというイメージがあるように思います。学力さえ高ければ医学部に合格できるというのではなく、やはり患者のために一生懸命働きたい、人類のために医学の進歩に貢献したいという意志を持った学生を見抜いて、医学教育をしなければならないと切に感じます。私の孫娘の一人も今年東大医学部に入学しましたが、孫娘の同級生の多くは、医師になる動機があまりなく、ただ難関な大学という理由で入ったと聞きました。さらに多くは中高一貫校出身者であり、東京周辺の人だといいます。もっと全国より優秀な人材を集めるべきでしょう。

私が医学部に入学した頃は、国公立大学の医学部の授業料は年間10万円ほどで、私立大学の医学部は年間600万円ほどでした。文部科学省の教育費調査によれば、現在は国公立大学で卒業するまでに一人平均約350万円、私立大学だと平均約3300万円にもなります。もちろん、大学によって学費は異なりますが、私立医大卒業まで2000万円以上はかかるというのが一般的です。

学力に加えてそれなりのお金がある人が医学部に入るのであれば、「元を取らないと」と考えるようになるのも無理はないのかもしれません。最近お金が多く稼げるとの理由で美容皮膚科医になる若い医師が激増しているようです。医師になる前の医療倫理等の教育も大切です。

また、医療制度自体も、病気にかかったら治すというだけでなく、予防医学にも力を入れるべきです。日本は欧米と比べて予防医学があまり普及しておらず、病気を治したら高額医療費がもらえるというシステムになっています。高齢化が進んで病気のリスクが高い人が増えている現在、高額な治療薬、高額な抗がん剤などが続々と保険適用されて認可されていますが、こんな高額医療ばかりが増えていったら、保険制度が維持できるわけがありません。日本政府はそういうことを見越して医療政策を進めているのか甚だ疑問です。お金が非常にある人であれば自費で受ければいいのですが…。

また、病気は治療をすれば治るというものばかりではなく、認知症のように老化とともに起こりやすく治癒の困難なものもあります。こうした病気は、よく歩き、運動し、ゆっくり噛んで食べる、塩分を控え、体重を増加させない、人とおしゃべりをするなど、発症を防いだり遅らせたりする手立てに重点を置くことで、医療費や介護費用の削減につなげることができます。そうした医療政策を政府が率先して行うべきではないでしょうか。東京に人口が集まると昔のように老人が集まり農業をする機会もなく、糖尿病、認知症が増大して大変です。

「ジャパン・アズ・ナンバーワン」も今は昔

１９７９年に米国の社会学者エズラ・ヴォーゲルの「ジャパン・アズ・ナンバー

ワン」という本が出版されました。80年代の経済安定成長期からバブル景気につながる、日本経済の黄金期を象徴する言葉として今でも用いられています。

その当時、私はハーバード大学に留学していて、免疫遺伝学、ワクチンの研究、分子生物学的研究を行っていました。当時、研究室の多くの研究者から「日本はすごいね」と言われ、非常に誇らしく思ったものです。そのおかげもあって一流誌と呼ばれる雑誌に多数の研究結果を報告することができました(42)(43)。もちろん、世界のトップを目指して研究に励んでいる人がたくさんいました。そうして長年続けた研究が実を結んで、ノーベル生理学・医学賞を受賞した人もおられます。私の教室の主任教授のベナセラフ先生は、私が研究室で研究していた当時にノーベル生理学・医学賞を獲得され、メダルを誇らしげに見せてもらいました。当時は私も必死に毎日15時間ほど働き、多くの一流雑誌に結果が記載されました。

最近の医学生を見ていると昔ほど海外留学に興味を持たず、卒業後できるだけ早く開業して経済的な安定を志向する学生が多くなっていると感じます。また、歴史的な円安により海外の物価は軒並み高く、留学費用も膨大な額になっており、おいそれと留学できない時代になってしまったことも要因の一つでしょうか。そう考えると10年先には、日本でノーベル生理学・医学賞を受賞する人はほぼいなくなるのではないかと思います。

それにしても、日本はなぜこんなに情けない国になってしまったのでしょうか。

かつて「ジャパン・アズ・ナンバーワン」と言われ高い技術力、製品開発力を誇っていた日本の各産業は、バブル崩壊以降、安い労働力を求めて生産拠点を海外に移しました。その結果、国内の地域産業が衰退して産業の空洞化を招きました。そうした時代が続いて国内では新たなイノベーションを起こす力もなくなり、中国、韓国、台湾などの製品に価格のうえでもかなわなくなってしまいました。働き方改革などと言って日本人があまり働かなくなっています(4)。

一方、世界の主流はデジタルやＡＩへと移行していき、次々とイノベーションを起こして産業の風景が変わっていきましたが、欧米では政府が強大に支援しており、日本はそれにも完全に負けてしまいました。

今からでも巻き返しを図りたいところですが、少子高齢化の急進によって次世代を担う若い人材が減っています。30年間にわたってモチベーションも上がらず、このままでは日本全体がジリ貧です。スイス人は化学・製薬産業や高級時計、金融、観光産業等で日本よりはるかに豊かな生活をしています。台湾は、IT大国となり、かつお金を国民に使わせたため、経済が活性化され、種々の新しい企業に投資されているそうです。現在は一人あたりのGNPが大きく増加しています。

コロナ禍から脱しつつある今、気候変動や原料価格の高騰などで世界中で物価が上がっています。円安が定着している日本では昭和以来経験のない物価高にさらされ、国民の生活を圧迫しています。そんな中、ひと握りの大企業は過去最高益を叩き出しています。所得格差のレベルは先進国でワーストという不名誉な順位となり、相対的貧困率は15・4％（2021年）と約6人に1人が貧困に苦しんでいます。

このような経済格差が広がれば、意欲はあっても教育や雇用機会に恵まれない人が出て、貧困の連鎖から抜け出せなくなってしまうおそれがあります。経済格差によって生じる不平等な状況をこのまま放置すれば、個人だけでなく、国自体が衰退の一途をたどり、やがて滅んでしまいかねません(4)。

日本はどうすれば立ち直れるのか

こうした状況から抜け出す方法の1つとして、私は外国人を国内に受け入れて労働人口の増加を図ることが必須だと考えます。日本はこれまで移民をあまり受け入れてきませんでしたが、政府もここに来て外国人材の受け入れ拡大に乗り出したようです。

日本に外国人労働者が少ないのは、一般の人の英語力が乏しい、厳しい労働環境、円安、ビザ制度の煩雑さなどさまざまな要因が挙げられますが、日本人の排他性もあるように思われます。異なる人種や文化を受け入れることへの漠然とした抵抗感があることは否定できません。また、実際に外国人労働者が来ることで、自分の仕事が奪われるのではないかと反対する声もあります。しかし、外国人を受け入れることで新たな視点が加わり、斬新なアイデアやイノベーションが起こる可能性が期待できます。

私は感染症を減らすことを目指して今まで研究を続けてきました。しかし、日本経済は弱体化してきました。今年になり、抗コロナ薬やコロナウイルスワクチンが発売されましたが、製薬会社は感染症を防ぐためのワクチンの研究・開発や治療薬の開発にお金をかけられなくなっており、政府からの補助が必要です。

アメリカでは、マイクロソフト社の創業者、ビル・ゲイツ氏のような資産家がワクチン開発に多額の寄付を行い、かつ政府もアメリカ国立衛生研究所等へ多くの予算をつけています。その開発費はざっと日本の15倍以上でしょう。また、日本ではワクチンや抗ウイルス薬などの審査承認システムが40年以上あまり変わっておらず、非常に遅いのが大きな欠陥でした。それを転換させ、ワクチンや治療薬をふくめた感染症対策だけでなく、その他の新薬の開発やAIなど、かつては日本が得意とした学問分野の研究費を増額してほしいと願っています。

あまり言うのもはばかられますが、日本を再び一流国に押し上げるには教育が重要と考えます。若者にAIや英語を主とする教育をすることが何より先決です。現在のように国公立大学法人化を推進し、アカデミアへの予算を削り続けていては、さらに沈んでいくだけです。

日本では最近、太平洋の日本の島々の周囲（排他的経済水域）で大量のレアアースや金、銅等が見つかっています。日本海側にも相当量の石油、天然ガスが存在することが判明しつつあり、これらの資源をなんとか日本の技術力で利用したいものです。もともと日本には飛行機やさまざまな機器を生産する力がありますが、たとえ米国に反してでも、政府が日本の企業の再活性化をうながす強い方針を打ち出し、実行することが大切です。

長きにわたって大学で教育者として、大学の変化、教育の変化、学生の変化をつぶさに見てきた私の願いは、ひたむきな探求心を後押しして、今後いつ襲ってくるかわからない未知の感染症にも対峙できるような強い国になり、輝きを取り戻すことです。ひいてはそれが国益となると同時に、世界への貢献になると信じているのです。

PART 5

地球の温暖化で日本の感染症にも変化が起きる

地球温暖化は社会や生活に多大な悪影響を及ぼす

「地球温暖化」が叫ばれて久しい今日。そもそも地球上の気温は太陽の熱によって生み出されています。

まず、地球に降り注いだ太陽の熱によって地球の表面が暖められ、暖まった地表から熱が放射されます。地球はさまざまなガスを含んだ大気に取り囲まれていて、放射された熱は大気に含まれる二酸化炭素（CO_2）やメタン、フロンなどが吸収し、再び地表に向かって熱を放射します。「温室効果ガス」と呼ばれるもので、この働きによって地球の平均気温は約15度に保たれ、人間や生物が生きていくのに適した環境をつくってくれています。

18世紀半ばに始まった産業革命により、人間は石油や石炭などを使うことで大量の二酸化炭素を排出するようになりました。かつてはその二酸化炭素を植物や海が吸収することでバランスが取れていましたが、最近では排出される二酸化炭素の量が急増して吸収しきれなくなり、結果、大気中の二酸化炭素濃度が上昇して温室効果が高まり、現在、地球の平均気温は100年前より平均0・77度も上昇していることが明らかになっています。

これが地球温暖化という現象で、ただ気温が上がるだけでなく、最近では台風や豪雨、洪水、熱波、干ばつなどの異常気象が起きやすくなっています。

例えば、2003年に欧州を襲った熱波や、最近頻繁に米国等を襲うハリケーン等は多くの死傷者を出し、経済にも甚大な被害を及ぼしています。日本においてもここ数年、「統計開始以来最大の降雨量」「経験のない規模の台風」などが頻繁に発生し、水害や土砂崩れなどの災害が起こっています。温暖化が進めばそうした自然災害がさらに増えることが予想され、国土や社会インフラへのダメージ、自然生態系や農林水産物の変化、エネルギー需要の増大など、人間の生活に多大な悪影響を引き起こす可能性があります。

地球温暖化により感染症の媒介生物の生息域が拡大

約100年の間に平均気温が1・25℃上昇と聞いて、ごくわずかな変化と感じるかもしれません。しかし、地球全体の気温が上がるというのはとても大きな変化です。

気温の上昇は自然生態系にも多大な影響を及ぼします。冬の気温の低さは、昆虫などの生息域を決める大切な要素です。ところが、温暖化によって冬の気温が上がると、その分布が北方に広がっていく可能性があります。実際、人を刺したり噛んだり、血を吸ったり、または見た目が不快な蚊を中心とする害虫が、生息域を北方へ拡大していることが明らかになっています。かつて冬の寒さが厳しい北海道でゴキブリを目にすることはほとんどありませんでしたが、今ではそれも珍しくなくなってきたというのもそれを証明しています。

そうした害虫の中には、感染症を媒介するものが少なくありません。マラリアやデング熱などを媒介する蚊、ダニ媒介性脳炎、ライム病、重症熱性血小板減少症候群（SFTS）を引き起こすダニなどはその代表例です。ほかにも、ハンタウイルス肺症候群の原因となるげっ歯類、ペストを招くノミなどもそうです。

近年、温暖化によってこうした媒介動物の生息域が拡大し、活動の活発化や感染力の増大などに伴って世界的に感染症リスクも高まっており、特に衛生状態の良くない地域で感染が爆発する可能性が考えられます。

温暖化と気候変動との関連が示唆されている感染症として、「リフトバレー熱」があります。主にアフリカで見られるウイルス感染症で、リフトバレーウイルスに感染した蚊に吸血された牛や羊、ヤギなどに多くの被害を及ぼしています。通常では感染した動物や蚊の数が多くないので、滅多に人への感染は見られません。しかし、エルニーニョ現象によって雨量が増えると蚊の数も増え、人への感染が起こると言われています。つまり温暖化によって感染する地域や人が増える可能性があるのです。

温暖化は動物媒介感染症だけでなく、感染症のリスクも引き上げます。その代表例はコレラです。コレラ菌は海水中のプランクトンと共生していますが、海水温が上昇するとプランクトンが増殖し、コレラ菌の数が増えることが考えられます。栄養状態のいい地域では感染しても死に至ることはまれですが、そうでない地域では死亡率も高く注意が必要です。例えば、バングラデシュでは海水温が高くなって海面が上昇した年にコレラ患者が多く発生しました。これは海水温の上昇で数の増えたコレラ菌が、海面上昇に伴い河川に遡上したことで、河川の水を生活に利用している人たちの間で感染が広がったと言われています。

地球温暖化と感染症による健康被害については、まだ解明されていないことも多くあります。しかし、世界各地で起こる異常気象と感染症の発生との関連についての研究が数多く報告されており、注視していく必要があります。

地球温暖化による氷河融解で未知のウイルスが出現する可能性

温暖化は地球全域で起こっている事象で、北極圏や南極圏も例外ではありません。２０２０年には、北極圏内に位置するロシア・シベリアで観測史上最高の38℃が記録されました。同地では１８８５年から気温観測が行われていて、この年のシベリアでは異常な熱波が観測され、平均気温も例年より最高で10℃高くなったとのことです。それによって山火事や大規模な氷河融解が起こりました。

シベリアや南極大陸には多くの未知のウイルスが冷凍状態で眠っています。厚い氷に閉ざされていますが、複数の科学者の研究によれば、眠った状態で生き続けてきた新たなウイルスが、温暖化の影響で氷が融解するとともに外に出てくる可能性が示唆されています。

実際、2016年にシベリアの凍土から溶け出したトナカイの死体から拡散したのが「炭疽《たんそ》菌」です。その炭疽菌に2000頭以上のトナカイが感染し、一人の少年の命を奪いました。炭疽菌に感染して起こる病気が炭疽です。多くは切り傷などから感染する皮膚炭疽で、感染後数日で皮膚に赤い腫れができ、その後潰瘍が生じてかさぶたになります。適切な治療をしないと、毒素が体内に回って、まれにショック死を起こす場合があります。

皮膚炭疽以外にも、肺に感染する肺炭疽、腸に感染する腸炭疽などがあり、いずれも重症化すると呼吸困難や敗血症などを招いて死に至ることがあります。

また、3万年前のシベリアの永久凍土からモリウイルスが発見されました。非常に繁殖能力が高いウイルスで、わずか12時間で1000倍に増殖したという実験結果が報告されています。いまだ氷の中にいるために、どんな性質があり、病原性があるかどうかはわかっていませんが、今もなお増殖可能であることがわかっています。未知だけにひとたび動物や植物に感染すると、パンデミックを引き起こすかもしれません。

このように氷河や凍土の融解は「感染症の時限爆弾」であるとも言えるのです。

PART 6 今後新たに注意すべきさまざまな感染症と対策

ポストコロナ時代に懸念される〝新興感染症〟

新型コロナウイルスが登場してからというもの、世界中がその感染症に振り回されてきました。いまだ終息はしていませんが、社会や人の生活はほぼコロナ前の状態に戻っています。しかし、新しい感染症が起こる可能性があります。デング熱や

SARS、MERSをはじめ、ジカ熱、鳥インフルエンザなどです。

このような新興感染症はおよそ1970年以降に確認され、感染の影響の大きい疾患を指します。その数は現在、WHOが認定しているものだけでも約30種類に達しています。

新興感染症が流行する背景にはいくつかの要因があります。まずは「人間」です。グローバル化の進展と情報の発達で、以前は人が足を踏み入れることのなかった熱帯雨林などに、容易に人が分け入るようになりました。その一例として南米のアマゾン川流域では、近年大規模な開発が進められており、森林を伐採しています。森林に生息しているサルやコウモリなどの動物が媒介するウイルスによって作業員が感染すれば、そこからあっという間に世界に拡散されるおそれがあります。

「食品」による感染も見逃せません。食料自給率の低い我が国では、多くの食品を輸入に頼っています。その中には検疫をすり抜けて、何らかの細菌やウイルスに感染した食品が紛れ込んでいる可能性は否定できません。

そして、この数年来、大ブームになっているペットも同様です。ペットによる感染症には狂犬病、サルモネラ症、オウム病、トキソプラズマ症、炭疽病、破傷風、猫引っかき病など多くの種類があります。特に、熱帯地域から輸入されるペット動物が何らかの感染症に罹患しているおそれがあり、そのペットに日常的に接する中で人にも感染するかもしれません。

こうしてみると、日本ではまだ感染が未確認だったり流行していない感染症が、海外で猛威を振るっていることがあります。それがいつ日本に持ち込まれても不思議ではないのです。今後、新しくパンデミックを起こしそうな、または再び大きな問題になりそうな感染症について述べます。

1　蚊やダニによる新たな感染症、デング熱とＳＦＴＳ

古くから存在し、かつて人々を死に至らしめた感染症も、多くはワクチンや治療法が確立して治せる病気になりました。その一方、新たな細菌やウイルスがこの20～30年の間に登場しています。

デング熱は、地球温暖化により、蚊が媒介する感染症です。２０１４年に代々木公園で女子高生が蚊に刺されてデング熱に感染し、ちょっとしたパニックとなりました。一緒にいた友人も感染していたことから注目が集まり、公園の敷地内に消毒液を散布する様子がテレビで何度も流されたことで警戒心が高まりました。その後、日本では2016年、2019年にも患者が報告されました。

これは、デングウイルスを持ったネッタイシマカ（日本ではヒトスジシマカ）に刺されることで起こる感染症です。蚊に刺されてから3～7日で高熱、激しい下痢、関節痛、頭痛などが起こります。中には、40℃の発熱を伴い、眼球が飛び出すくらい激しい痛みを感じることもあり、断骨熱という異名があります。

初めての感染ではこうした症状が出ますが、症状が現れるのは感染者の約20～25%とされ、症状が出ない人の方が多いのです。ところが、2回目以降の感染では、デング出血熱と呼ばれる出血を伴う重篤な症状を引き起こす場合があります。すると血小板や白血球が急減して、ショック症状を招くおそれがあります。致死率は約3%と高くはありませんが、医療体制の脆弱な地域で流行するとリスクは高いと言えます。2023年には500万人のデング熱患者がおり、死亡者は3000人以上とされています。

デング熱は基本的に熱帯や亜熱帯地域に多く、熱帯地方の風土病とも言われていますが、アフリカ以外にブラジル、メキシコ、東南アジアなど、西太平洋地区でも多くの患者が見られます。

東京の代々木公園で感染者が出たということは、地球温暖化と無縁ではないと思われます。現在はあまり有効な抗ウイルス薬が存在しないので、感染予防策は蚊の駆除と各々が蚊に刺されないように防御するしかありません。２０１６年のリオデジャネイロ・オリンピック時にブラジルで流行し、一時大きな話題となりました。流行をストップするのは蚊を駆除することが最も大切です。しかし、今の日本では感染した蚊が越冬することはできません。

デング熱のワクチンには武田薬品が開発したＱＤＥＮＧＡ（ＴＡＫ-００３）というものがあり、小児によく使われています。その他、ｍＲＮＡワクチンや、生ワクチン等も他社で開発中です。

他には、マダニが媒介する感染症で重症熱性血小板減少症候群（ＳＦＴＳ）があります。一般的には風邪のみで重症化はしにくいとされています。日本では２０１３年に最初の感染例が報告されましたが、それ以前から感染者はいたものと考えられています。

マダニは野外の草原や森などで動物の血を吸って生息していて、ＳＦＴＳウイルスを保有するものが多く存在すると考えられます。そのマダニに刺されることで感染し、1～2週間の潜伏期間を経て、発熱、吐き気や嘔吐、下痢などの消化器症状、頭痛や意識障害などの神経症状、リンパ腫脹、皮下出血などの症状を引き起こします。日本では年間100人程度の感染者を出し、重症化した場合の致死率は10～30%です。

現時点でワクチンは開発されていないので、予防策はマダニに刺されないことに尽きます。野外にいる犬にもあまり接触しない方がいいでしょう。近年日本では、キャンプやトレッキング、バーベキューなどアウトドアを楽しむ人が増えており、マダニに刺されるリスクも増えているので、長袖シャツや長ズボンを着用するなど十分な注意が必要です(23)。

2 今までの〝コロナウイルス〟による呼吸器疾患SARSとMERS

コロナウイルスは、風邪から致死的な肺炎までさまざまな呼吸器疾患を引き起こす一群のウイルスです。今回の新型コロナウイルスもその仲間ですが、新型コロナウイルスが登場する前に新型コロナウイルスとして位置づけられ、症状も似通っている感染症として重症急性呼吸器症候群（ＳＡＲＳ）と中東呼吸器症候群（ＭＥＲＳ）があります(13)(15)(23)(45)(46)。

ＳＡＲＳは、２００２年から２００３年にかけて中国広東省に端を発した感染症です。ＳＡＲＳコロナウイルスによって引き起こされる呼吸器疾患で、２００４年になって終息しました。最初は発熱、筋肉痛、咳、咽頭痛などインフルエンザ様の症状が見られます。感染者に共通するのは38℃以上の高熱で、重症化すると呼吸困難や肺炎を引き起こす場合があります。

当初はウイルスを持った野生動物（コウモリ、ハクビシン、タヌキ、ネズミ）を食べた人間に感染し、その人が感染に気づかないまま香港に移動したことであっという間に感染が拡大、流行が始まったとされています。感染者の吐しゃ物からも感染するため、患者が宿泊していたホテルの従業員や宿泊客に感染し、宿泊客が帰国するとともにウイルスは国境を越えて、30カ国以上で８００人弱の死者を出しました。

治療法はまだよくわかっていませんが、主に呼吸器系の疾患であり、胸部レントゲン等で状態を調べた後に、ステロイド剤や抗生物質を投与して隔離したことで患者は減っていきました。

ＭＥＲＳもインフルエンザ様の症状を引き起こす、ＭＥＲＳコロナウイルスを原因とする呼吸器疾患です。ＭＥＲＳで特徴的なのは、呼吸器症状以外にも下痢などの消化器症状を伴うことがあるという点です。中にはほとんど自覚症状がなく、軽症で済む人がいる反面、高齢者や糖尿病などの基礎疾患のある人は重症化しやすい傾向があり、ＷＨＯによれば重症化して死亡する割合は35％に達するとされています。

２０１２年に中東への渡航歴がある症例から見つかった新種の感染症で、感染源の一つとして中東地域のヒトコブラクダが確認されています。ヒトコブラクダの未加熱肉や未殺菌乳等を摂取した人が最初に感染し、その後世界中で感染が広がっていきました。サウジアラビアなどでは観光客向けにラクダツアーが開催されていますが、動物との接触は注意が必要と言えるでしょう。現に、サウジアラビアだけで２６０５人の発症者が報告されています(46)。

感染経路は、主に咳やくしゃみによる飛沫感染や接触感染で、２ｍ以内での会話で感染したケースも報告されています。家族間や院内での感染の可能性が高く、新型コロナウイルスの感染防止で行われた対策がある程度有効です。日本では幸い発症例はありませんし、2021年以降にはほぼ報告がなくなってきました。

3 いまだ予断を許さない鳥インフルエンザ

鳥インフルエンザは、すでに多くの人が耳にしたことのある感染症でしょう。致死率は53%にも達し、2003年から2016年の間に世界16カ国で500人近い死者が確認されており、非常に危険なウイルスと言えます。

鳥インフルエンザウイルスに感染すると、一般的に高熱、咳、呼吸困難、筋肉痛などの症状が現れます。症状はインフルエンザに似ていますが、重症化しやすく、肺炎などによる死亡率も高い感染症です(33)。

鳥インフルエンザの人への感染が初めて確認されたのは1997年、香港においてです。感染が報告されたとき、多くの感染症の専門家は今後の動向を注視すべきと考えました。というのも、もともと鳥インフルエンザウイルスが結合するために必要なレセプター（受容体）が鳥と人間では異なっていたため、ウイルスが人に感染することはないと考えられてきたからです。ところがその後ウイルスが変異して、人間のレセプターにも結合できるようになったため、感染が可能になってしまったのです。

鳥インフルエンザウイルスはＲＮＡ型のウイルスで、ＨＩＶや新型コロナウイルスと同じように遺伝子変異が非常に起こりやすい特徴があります。一度変異したら、その変異ウイルスがあっという間に世界中に広がってしまいます。

１９９７年の初めての感染確認時には、約１００万羽の鳥を殺処分にし、市場で生きた鳥の売買を禁止したことで流行は収束していきました。しかし、２００３年に東南アジアを中心に再流行が起き、さらに２０１３年には香港のときとは異なる型のウイルスが中国で発見され、以降、毎年のように中国やマレーシアなどで発生を繰り返しています。アジア地域で感染した渡り鳥が日本にも飛来しており、２０１７年には日本でも変異型の鳥インフルエンザに感染した野鳥が発見されています。決して対岸の火事ではないのです。

今後ウイルスが突然変異して鳥から人へ、人から人へと感染が起これば、世界的なパンデミックは避けられません。鳥インフルエンザは感染スピードが速く、１週間程度で世界中にまん延する可能性があります。そうならないために、日本でも予防ワクチンが開発されています。

4 国際的に脅威をもたらすと注視されているジカ熱

今、国際的に注目を集めているのがジカ熱です。2016年に日本の感染症法における4類感染症に認定されました。

ジカとは、東アフリカに位置する内陸国・ウガンダにある森の名称で、1947年にこの森に生息するアカゲザルを調べたところ、そこに数多く発生していたネッタイシマカのウイルスが見つかりました。1968年にはナイジェリアで人への感染が見つかったことから、ジカウイルスは蚊の多い地域でネッタイシマカを介して多くの感染者を出していることがわかりました。2000年以降、感染規模も感染地域も広がって、ニューカレドニア、クック諸島などオセアニア地域でもこのウイルス感染が発見されています(47)。

感染しても約8割の人にはほとんど症状が現れませんが、残りの2割の人に軽度の発熱、発疹、結膜炎、筋肉や関節の痛み、だるさ、頭痛などが出現します。同じネッタイシマカを媒介するデング熱と比べると、症状は比較的軽度なことが多いのですが、ジカ熱が流行している地域で小頭症やギラン・バレー症候群などの患者が増加することがわかっており、ジカウイルスの感染との因果関係が明らかになっています。診断は、ＰＣＲ検査によって正確に判定できます。

実は、このウイルスの存在自体は１９００年代にはすでに確認されていましたが、さほど問題視されてきませんでした。ところが、潮目を大きく変えたのが２０１６年に開催されたリオデジャネイロ・オリンピックです。開催前年にブラジルでジカ熱が流行し、小頭症児が多く生まれていたのです。ブラジル政府は国家緊急事態宣言を出したものの、感染の勢いは収まらずに年を超え、２０１６年にＷＨＯが「国際的に懸念される公衆衛生上の緊急事態」を宣言しましたが、すでに中南米諸国を中心に20カ国に急拡大していました。

アジア地域でも同じ２０１６年に初めてタイで先天性ジカウイルス感染症による小頭症児が生まれ、現在も世界各地で感染が広がっていて、日本でも南方からの帰国者から数例の感染者が確認されています[47]。

現時点で有効なワクチンはなく、マラリアや黄熱病対策と同様にウイルスを媒介する蚊を駆除するしか手立てがありません。地球温暖化の影響で発生が増えたり、生息域が広がっていることとも相まって今後の流行が懸念されています。

5　天然痘に症状が似ているサル痘が急拡大

比較的新しい感染症の一つに、2022年春頃から欧州や北米などで発生が相次いだサル痘があります。サルやウサギなどサル痘ウイルスを保有する動物と接触することで人間に感染したと考えられています。

サル痘は、1958年に天然痘に似た病気として発見されました。サル痘は飛沫感染でも起こりますが、多くは発疹や体液と接触することで感染し、人から人へ感染を広げます。感染すると10日ほどの潜伏期間を経て、発熱や頭痛、リンパ節の腫れ、筋肉痛、体や頭への発疹などの症状が現れます。致死率は最大で10%ほどと言われていますが、2022年の感染拡大時に先進国において死亡者が出たという報告はほとんどありません。ただ、開発途上国などを中心に約90例の死亡者が確認されています。

その段階で日本における感染は確認されておらず、今のところ日本で急速に感染拡大が起こることは考えにくいと思われます。サル痘には従来の天然痘ワクチンに予防効果があり、接種歴のある人はすでに免疫ができているものと思われます。しかし、国立感染症研究所によれば、日本では1970年代後半以降、ワクチン接種は行われていないので、感染しないとは言い切れません。

ただ、国内には十分なワクチンがあり、また天然痘の治療薬として承認されたテコビリマットという有効な治療薬があります。現状ではサル痘の診断・治療を行う医療機関でワクチン接種を行い、次の段階をどうするか検討が進められています。

6 この数年注視されている劇症型溶血性レンサ球菌感染症

現在、過去最高ペースで急拡大しているのが劇症型溶血性レンサ球菌感染症です。いわゆる「劇症型溶連菌」です。原因菌である溶連菌は一般的に感染しても症状がないことも多く、ほとんどは発熱、咽頭炎、皮膚の発疹などにとどまり、主に子どもに多い感染症です。

ところが、まれに通常は細菌が存在しない血液や筋肉、肺などの組織に溶連菌が侵入すると、発熱や悪寒、四肢の痛みや腫れ、創部の発赤などが起こります。発病からの進行が非常に早くかつ劇的で、筋肉周辺組織に壊死が起こったり、血圧低下や多臓器不全からショック状態となり、発病後数十時間で死に至ることもあるため、「人食いバクテリア」とも呼ばれています。かかるのは30歳以上がほとんどで、致死率は3割にも上るとされ、危険な感染症として注視されています。

やはり早期に治療をすることが重要となりますが、初期は風邪に似た症状であるため、医師でも見分けがつかない場合もあります。そこで対策としては、手足の膨張や痛み、発熱など感染の兆候が見られる場合はただちに医療機関を受診することが先決です。抗生物質のすみやかな投与が必要です(13)。

7　薬剤の多用で懸念される薬剤耐性菌の増加

早急に対策を講じておくべきだと思われる感染症があります。それは薬剤耐性菌です。文字通り抗菌薬が効かない菌のことで、世界的に薬剤耐性菌の多発が懸念されているのです。この50~60年の間に、感染症は医療や科学技術の急速な発展を背景に、皮肉にも病原微生物の多様化を招いています。

例を挙げるなら、1960年代に抗生物質の一つであるメチシリンの耐性黄色ブドウ球菌（MRSA）、65年の肺炎クラミジア、67年のペニシリン耐性肺炎球菌、76年のレジオネラ属菌、82年の腸管出血性大腸菌、83年のヘリコバクター・ピロリ菌、86年のバンコマイシン耐性腸球菌（VRE）、92年の新型コレラ菌、2010年の多剤耐性アシネトバクターなどです。中には耳にしたことのある名前もあるのではないでしょうか。

WHOによると、耐性菌による死亡者は世界で75万人にも上り、50年には1千万人に達するのではないかと推定されています。抗生物質の乱用による耐性菌の発生を抑制すべきという高レベルの警告を促しています。

また、薬剤耐性菌は養殖魚や家畜への抗菌性物質の使用によっても増加していることが指摘されています。畜産や水産分野に抗生物質が安易かつ大量に使われているることで、それらの菌が多くの養殖海産物に入っていることも問題視されています。

薬剤耐性菌は、かつて病院内感染の問題として取り上げられていましたが、最近では高齢者施設やクリニックなどでも増えています。特に、カルバペネム耐性腸内細菌科細菌（CRE）と多剤耐性アシネトバクターもかなりあることが近年判明しています。

そうした状況を踏まえて臨床の場においては、風邪などによる上気道炎は、安静によって時間とともに自然治癒するものだとして、抗生物質を処方しない医師も少なくありません。つまり、安易な抗菌薬投与が耐性菌の増加を後押ししてしまうことを理解する必要があるのです(10)。

以上、今後は大問題となりそうな感染症について述べましたが、他にも国際的に注意する感染症として、クリミア出血熱、ウエストナイル熱、ニパウイルス、マールブルグ熱、ラッサ熱等があります。地球上にはまだまだ未解明でワクチンもない病原体はたくさんあります。地球全体の気候変動といった環境要因もあり、未知の病原体が日本国内に持ち込まれ、私たちの生活を脅かす可能性は決して少なくないのです(13)(21)。

PART 7 コロナは終焉するが新たなウイルスも必ず現れる

感染症対策に終わりはない

日本では、50年ほど前までは細菌学や微生物学の研究がさかんに行われていました。日本初の伝染病研究所を設立して感染症の制圧に努めた北里柴三郎や黄熱病の研究を行った野口英世、赤痢菌を発見した志賀潔など偉大な功績を残した学者がたくさんいました。しかし、30年ほど前から分子生物学がさかんになり、多くの学者や医師の関心は分子生物学に移行していきました。

世界中に短時間で行き来できる現代においては、細菌や微生物はあっという間に拡散されます。目に見えないだけに知らぬ間に感染し、キャリアとなって誰かに感染させたりします。人類は常にその危機にさらされていると思います。

何度も申し上げていますが、国としてしかるべき研究費を出し、P４レベルの高度な研究施設を増やして体制を強固にしていかなければならないと思います。今回の新型コロナウイルスによる壊滅的なダメージと感染症対策のお粗末さを思えば、国立感染症研究所を中心とした少数にすべてをゆだねるのは無理です。疫学統計書類を作成する人がいるのみで、本当にレベルの高い感染症ワクチン等のすぐれた研究者は少ないのです。大学トップ10等に研究費を集中せず、多くの大学へ研究費をつけ、研究室や研究者を広く活用すべきだと考えます。研究機関をあまりにも少数に絞ると研究テーマが限定され、新しい発見は少なくなるでしょう。日本のノーベル賞受賞者の多くも、30億円をもらっても、研究費は３０００万円ほどの時が最良だったと言っています。

ポストコロナを見据えて感染症対策を根本的に見直し、社会システムを再構築していくには、まず今回の新型コロナ対策をきちんと検証することが欠かせません。その上で、ウイルスに詳しい学者や臨床医、経済学者など幅広い分野から人材を集めていくべきではないでしょうか。コロナ専門委員会にすべて任せたことは失敗でした。グローバル化が進展している今だからこそ、国全体が世界的流行を起こす感染症について学び、先々を見越して米国等を見習って政策を講じなければならないと思います。

ただ、そうした対策を講じておけば安心というわけではありません。人類は太古の昔から細菌やウイルスと闘ってきた歴史があります。ときに敗れることがあっても、人間の叡知で克服しながら乗り越えてきました。しかし、いつまた新しい細菌やウイルスが登場し、世界を脅かすのか予測できません。だからこそ「きっとまた起こる」ということを念頭に、万全の対策を講じておくことが不可欠です。

ワクチンの生産能力向上と一定量の備蓄確保は必須

対策の大きな柱となるのは、やはりワクチンです。新型コロナウイルス感染症を経験し、まだ見ぬ新興感染症発生の可能性を考えると、ワクチンへの期待が高まるのは当然のことと考えます。抗菌性物質の乱用による薬剤耐性菌も増えており、新しいワクチンによる感染症への予防は不可欠な課題です(35)。

ワクチンの主な働きは、免疫のしくみを利用して感染症に対する抵抗力をつけることです。具体的には、感染症に軽くかかったことにして同じ感染症に2回かからない状態を人工的につくり出すことです。新型コロナウイルスに対しては、米ファイザー社やモデルナ社、イギリスのアストラゼネカ社などのワクチンが広く用いられました。それらを接種することで、体内に新型コロナに対する抵抗力（免疫）ができ、感染しにくくなります。

日本では第一三共の新型コロナワクチンが開発され、2023年8月に販売が開始されました。mRNAワクチンですが、リボソームが改良された点としては一般的な冷蔵庫保管が数週間可能になったことです。Meiji Seika ファルマのレプリコンワクチンは2024年10月から発売され、今までの10倍ほど効力が高いと実感しています。大きなお金を使って海外製コロナワクチンを買う必要がなくなるということは、国民の安全保障にとっても危機管理にとっても非常に重要と考えられます。

今後、生産性が向上して海外にも提供できるようになれば、国際貢献にもなります。日本が、ようやく新しいワクチン開発が再びできるようになったことは、それなりに続けてきた努力が実ってきているのではと思っています。

最近では海外に先駆けて開発した有望なワクチンを、臨床試験（治験）の途中でも認めることが可能となる制度を整えてきたことは大変良いことだと思います。

しかし、何度も述べていますが、何万人単位の臨床試験を実施することは人材的にも経済的にも、非常に重い課題となっています。もちろんこれは企業だけの努力ではどうにもできません。国家の強いサポートが必要です。

さらに、ワクチンは一定の生産能力を確保しておくことが重要です。感染症の流行を予想することは困難であり、一企業が保管するにはコストがかかりすぎることから、国が率先してワクチンの備蓄量を十分確保しておく必要があります。今回の新型コロナの例を踏まえて、政府は国民によく説明し、次に新たなパンデミックが発生してもすぐに対応できるようにしておかなければなりません。

今こそ多くの国産ワクチンをつくり、この分野の発展を目指すとき

今こそ日本の製薬会社で新しいワクチンを作るタイミングです。

メッセンジャーRNAワクチンは今までのタンパクワクチンや死菌ワクチン等より非常に優れた免疫原性を持ち、Meiji Seika ファルマが開発したワクチンのように、レプリコンを挿入したsaRNAワクチンは現在ベストと言えます。

他のウイルスのレプリカーゼをいくつか挿入し、必要なウイルスタンパクをコードするRNAを体内で10倍前後増殖させることで、免疫機能を非常に高めることができます（115ページ**図6**参照）。

比較的安全で単純なワクチンのつくり方は、今までのタンパクワクチン、死菌ワクチン等のワクチンの効果をことごとく超え、免疫活性化機能を持つ次世代のワク

チンとなるでしょう。新しく出現している各ウイルスにsaRNAを変換すれば、数週間で多くの新しいウイルスのワクチンをつくることも可能です。このワクチンで、今までのワクチンを自己増殖saRNAワクチンに変えて売り出し、国益を上げる絶好のチャンスでもあります。

日本をワクチン製造大国にできる可能性は非常に高いのではないでしょうか。一部では、レプリコンワクチンは人に病気をうつすなど、まったく的外れな言説も出てきています。ワクチン開発への批判はときとして非論理的で、このように騒ぐ人も多くいるのが実情です。

2024年に、マサチューセッツ工科大学(MIT)のアンブロス教授とハーバード大学のラブガン教授がノーベル生理学・医学賞を獲りました。両博士とも、線虫という1000個ほどの細胞からなる小さな線形動物の中に、非常に短いマイクロRNAが存在していることを報告し、それが動物の成長分化、RNAの発現を大きく制御していることが解明されてきたのです。マイクロRNAは数十個程度の長さですが、体内には千個近く存在しています。他の人々の研究により、ヒトやマウスのmRNAと部分的に結合して、その遺伝子の働く量も決めている。すなわち多くの創薬や遺伝子疾患にも応用できる可能性が大きくなってきたのです。

現在、この分野の研究は進みつつあり、第一三共やMeiji Seikaファルマなど、この分野への日本企業の参入を大いに期待しています。

ウイルス対策には日常生活での心構えが欠かせない

変異を繰り返すウイルスの感染を防ぐには、ワクチンや治療薬の存在が不可欠です。その二つが車の両輪となって作用することが、今後予想される新たなウイルスへの対応と撲滅に重要となってきます。

他方、私たち自身も日常生活の中で感染症への知識を深め、適切な予防策を実行することも必要です。その基本はうがいと手洗いです。すべての感染症に通じるものですが、体内に入るウイルスの数を減らすことは極めて重要です。

日本が欧米諸国と比べて新型コロナの感染者が少なかった要因には諸説ありますが、日本人のまじめで几帳面な気質が、うがいや手洗いなどを実直に励行したことが奏功したことは間違いありません。さらに欧米人が嫌うマスクを積極的に装着していたことも、ウイルスのまん延防止には寄与していたものと考えます。ウイルス対策は、できること、少しでもプラスになることをコツコツと継続することが有効なのです。

また、ウイルス感染症は人が集まる場所で拡大します。人口が密集しているところほどパンデミックは出現します。しかし、最新の知識とワクチンや治療薬があれば、終息に向かう可能性が高くなります。もっと有効性の高い抗コロナウイルス薬の国内での開発が急がれます。塩野義製薬、武田薬品工業などにもうひとふんばりしてもらい、世界一の薬をつくってもらいたいと思っています。

今回の新型コロナパンデミックによって、国の感染症対策のお粗末さを露呈させました。その教訓を胸に次なる新たなウイルス対策強化を期待するとともに、すべてを国任せにするのではなく、私たち自身も新たなウイルスへの心構えを持っていきたいと切に思います。

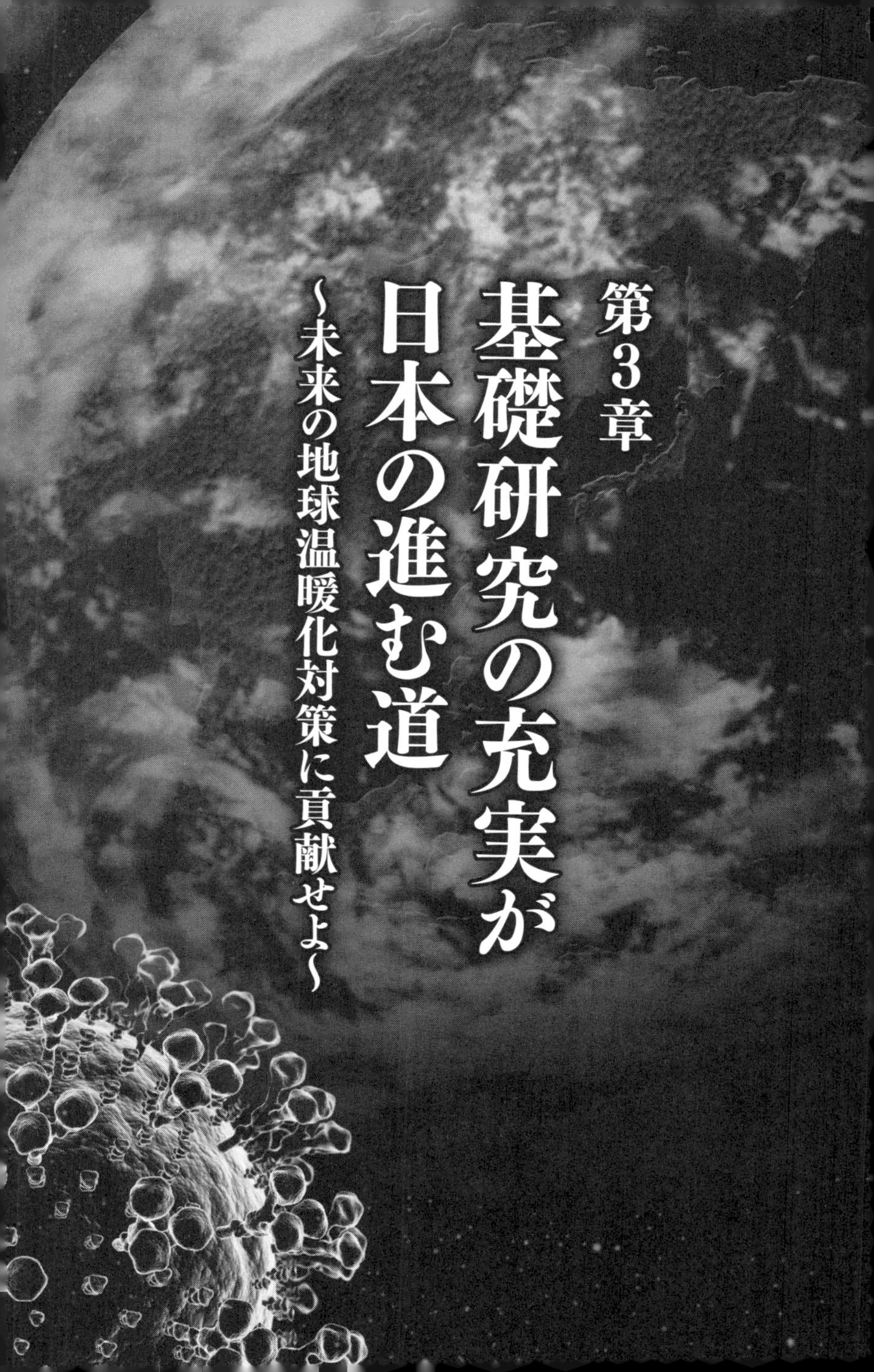

第3章
基礎研究の充実が日本の進む道
～未来の地球温暖化対策に貢献せよ～

新型コロナの教訓を未来に生かせ

今回の新型コロナウイルス感染症は私たちに多くの教訓を残しました。半世紀近くにわたって感染症研究の最前線に身を置いてきた我々は、あらためて感染症に対する日本の向き合い方を根本から見直す必要性を痛感しました。

今後、地球温暖化、環境破壊、そして戦争などの影響を含めた地球環境の大きな変化が予想されます。そうした猛烈なスピードで世界中を震撼させた変化はこれまで人類が遭遇することのなかったウイルスの新たな登場の可能性を高める大きな要因となることは間違いありません。

ウイルス克服には、多くの優秀な人材、研究施設、そして巨額の資金が必要です。ところが、感染症研究の世界で生きてきた私から見れば、現在の日本の感染症はもちろん、さまざまな医学研究の現場を取り巻く状況は、はっきり言って「お寒い限り」です。

また、近年のGDPの数値が物語るように、日本経済は先行きが不透明です。これまでのようなハコモノ建設、オリンピックや万博といった大規模イベントに注力し、巨額の国家予算を投入するような政策が続けば、国民を守るために不可欠な基礎研究、臨床現場などの崩壊、医療環境全般が劣化の一途をたどることは目に見えています。賃上げもせず、円安による物価上昇等で、国の経済が回るわけがありません。立派な研究者の働く場所の消失も当然のことながら、ウイルス感染症の研究、ワクチン開発、治療薬開発なども欧米からさらに遅れをとってしまうでしょう。

今回の新型コロナ禍の教訓を「のど元過ぎれば熱さ忘れる」にしてはいけません。それを考えれば、最近のワクチン認可は大変良いニュースでした。

ただ、今回の新型コロナウイルス感染症が5類に移行した途端、この感染症に対する国の対応が変わり、医療機関の体制も変わり、私たちの意識も変わってしまったように感じます。まだ終息していないにもかかわらず、過去のものとして忘れてしまっているのでは？　と危惧しています。このようでは、これまで人類が経験してきた悲惨な経験を繰り返すことになってしまいます。

日本が進むべき道、輝きを取り戻すための方策として、声を大にして言いたいことは、もっと先の未来を見つめて、日本人が安心して幸せに暮らせるように国内産業を活性化させ、感染症に関する基礎研究の充実を図ることです。

おわりに

有史以来、さまざまなパンデミックが人類を襲い、例外なく悲惨な結果をもたらしてきました。人類はそれと闘い、大きな代償を払いながらも乗り越えてきました。いかに文明が発達しても、技術が向上しても、パンデミックはあるとき突然、降りかかってきます。まずこれらをいかにして克服すべきか考えることが大切です。

今回の新型コロナウイルスによるパンデミックは、さまざまな日本の不備を白日の下にさらしました。

まず何よりも、日本が諸外国のように当たり前の感染症対策が取れていなかったことです。常に感染症対策を国策の一部にしておかねば速やかな対応はとれません。人類にたびたびパンデミックが襲ってきたという歴史から何も学ばず、しかるべき対策と準備を講じてこなかったことは明らかになりました。

その裏には、日本の国力の低下があると思います。１９８０年代には世界第二位の経済大国となったものの、バブル崩壊以降は製造業を中心とした国の根幹をなす産業の多くがアジアの国々にとって代わられてしまいました。物が売れず企業が儲からなくなり、給料も上がらずデフレにあえいできました。尻すぼみの経済状況の中で、いつ起こるとも知れない感染症対策が後回しにされた感は否めません。

少子高齢化の急速な進展もそうです。現在の出生率は、1947年と比べて3分の1程度まで減少しています。一方、高齢化により医療費が膨れ上がって国の財政を圧迫し、新しいことに投資する余力が失われつつあります。空中分解している現在の政府は立ち直れるのでしょうか。

私はこの現象を打破するための策として、日本に海外の優秀な人材を沢山集め、ITをはじめとする種々の科学的な研究をしてもらわねばいけないのではと思います。それには日本の大学をより魅力的な教育機関にして、日本の知識や技術を学びたいという海外の若き人材を呼び込み、働き手を増やすことが重要と考えます。もちろん、難民が各国の治安を脅かしている例もあるので、入国の際に十分な検証をした上でのことです。

とはいえ、近年の日本の給料水準は先進各国の中で最低レベルとなり、優秀な人材に来てもらうどころか、日本の優秀な人材が海外に出ていってしまっています。このような状態が続けば、もし、次なるパンデミックが起こったときに、しかるべき対応と対策がとれる人材がいるのだろうかと不安になります。米国のビル・ゲイツはアメリカの疾病対策予防研究費の多くの部分を政府に寄付しています。

政府はもっと視点を変え、研究者や大学の間口を広げ、資金を国内で研究ができるところへ広く投入し、東南アジアを含む海外からの優秀な人材を招き、ＩＴを中心に次世代の新しい技術力を高めていくことが不可欠です。米国のシリコンバレーのような拠点を国内に設けることができれば、日本の発展は可能だと私は思っています。大学院を出ても働く場所がなくなりました。

日本が経済的に世界一を目前にしていた頃は、日本人は皆よく働き、良いものをたくさん生み出してきました。また、国内には多くのすぐれた研究者がおり、生理学・医学の分野でノーベル賞も受賞しました。ただ、残念ながら現状を見ると、今後は生理学・医学の分野でノーベル賞レベルの研究者はあまり多くいません。日本人の出す論文は量・質ともに低下してきています。やはり、教育を根本から見直してみる必要があるのではないでしょうか。

前述しましたが、東大医学部卒業生約30名と教授会でよく話をしていましたが、どうも彼らには入学時の優秀性があまり感じられませんでした。東大の基礎医学の研究所には入学時偏差値が15以上低い大学の出身者も多く、高レベルの研究成果を出しておられます。今の大学入試制度は一つのマニュアル化した方法でしかトップの大学に入ることは出来ず、必ずしも優秀な人材を集めて学べるようになっていません。入学してからの頑張り方や研究力を育てる点などに問題があると私は思っています。大きな予算の10兆円を数校につけるのは、他の大学と研究上で格差をつけすぎると思います。

こうした政府の政策は、根本的に見直していく必要があると考えます。米国のスタンフォード大学やハーバード大学、イェール大学などは、各地方より将来芽の出そうな優秀な人たちを時間をかけて選抜しています。日本でも新しい発想や創造性に富む人材を育成し、大学で質の高い学びを提供して、日本の将来を活性化していかなければいけません。

日本の研究力の再活性化を何よりも願っています。日本は敗戦で何もかもなくなった所から、皆が頑張り世界のトップ国の一つと言われました。全員で頑張れば再び世界のトップとなり、パンデミックも簡単に乗り切れる国であると思っています。

今回の出版にあたり、森あゆみ氏のご協力を得ましたことを大変感謝しています。

奥田研爾

引用・参考文献

1　西浦博、新型コロナからいのちを守れ!、中央公論新社、2020年
2　尾身茂、1100日間の葛藤　新型コロナ・パンデミック、専門家たちの記録、日経BP、2023年
3　西村修一、もうだまされない新型コロナの大誤解、幻冬舎、2021年
4　岩田健太郎、新型コロナウイルスの真実、ベスト新書、2020年
5　宮坂昌之、新型コロナワクチン本当の「真実」、講談社現代新書、2021年
6　森田洋之、日本の医療の不都合な真実、幻冬舎新書、2020年
7　木村浩一郎、PCR検査を巡る攻防、リーダーズノート、2020年
8　奥田研爾、コロナワクチンを打つ前に知ってほしい大切なこと、現代書林、2021年
9　奥田研爾、コロナワクチン114の疑問にすべて答えます、講談社、2021年
10　奥田研爾、新パンデミックは必ず人類を襲う、講談社、2023年
11　田口勇、ヤバい!厚生労働省、ビジネス社、2022年
12　奥田研爾、性感染症から子どもを守るために大切なこと、現代書林、2020年
13　奥田研爾、この「感染症」が人類を滅ぼす、幻冬舎、2019年
14　奥田研爾、新型ワクチン、創英社/三省堂書店、2017年
15　詫摩佳代、人類と病、中公新書、2020年
16　宮沢孝幸、なぜ私たちは存在するのか、PHP新書、2023年
17　宮沢孝幸、京大 おどろきのウイルス学講義、PHP新書、2021年

18　篠田謙一、人類の起源、中公新書、２０２２年
19　長谷川政美、ウイルスとは何か、中公新書、２０２３年
20　小長谷正明、世界史を変えたパンデミック、幻冬舎新書、２０２０年
21　W・H・マクニール／佐々木昭夫訳、疫病と世界史（上・下）、中公文庫、２００７年
22　奥田克爾、あなたに潜むサイレントキラー、講談社、２０２４年
23　マイケル・オスターホルム／マーク・オルシェイカー、史上最悪の感染症、青土社、２０２０年
24　奥真也、医療貧国ニッポン、ＰＨＰ新書、２０２２年
25　長尾和宏、政治とワクチン　いつまで騙されるのか?、ブックマン社、２０２３年
26　奥田研爾、新型コロナウイルス終息へのシナリオ、主婦の友社、２０２０年
27　ジム・ロジャーズ、捨てられる日本、ＳＢ新書、２０２３年
28　Tsukamoto K,Okuda K,Shimada M, et al. Enhanced broad-spectrum efficacy of an L2-based mRNA vaccine targeting HPV type 5,11,16,18,with cross-protection against multiple additional high-rist types. Vaccines.12:1239. 2024.
29　Geall A.J. et.al. Nonviral delivery of self-amplifying RNA vaccine. PNAS. 109,14604-9.2012.
30　Vogal.A.B.et.al. Self-amplifying RNA vaccines give equivelent protection against influenza to mRNA vaccine put at more low-doses Mol.Ther.26,446-55,2018.
31　Oda,Y.et.al,Persistence of immune responses of a self-amplifying RNA COVID-19 vaccine（ARCT-154）verses BNT16262.Lancet.Inf. Dis.2024.
32　Neiye C.Jet.cl.self- amplifying RNA COID-19 vaccine. Cell.187.April 11.2024

33 河岡義裕、新型コロナウイルスを制圧する、文藝春秋、２０２０年
34 メレディス・ワッドマン／佐藤由樹子訳、ワクチン・レース、羊土社、２０２０年
35 Plotkin's. Vaccines 8th edition. Elsevier. 2023.
36 Ura T,Okuda K,Shimada M et al. Current vaccine platforms in enhancing T-cell response, vaccines. 10:1037. 2022.
37 Shimada M,Okuda K et al. Biodistribution and immunity of adenovirus 5/35 and modified vaccinia Ankara vector vaccines against human immunodeficiency virus 1 clade C. Gene Ther.29;1-7. 2022.
38 Ura T,Okuda K,Shimada M et al. New vaccine production platforms used in developing SARS-CoV-2 vaccine candidates. Vaccine. 39:197-201.2021.
39 Okuda K,Shimada M et al. Recent developments in preclinical DNA vaccination. Vaccine,2 (1) ,89-106.2014.
40 Shimada M,Okuda K et al. Prophylaxis and treatment of Alzheimer's disease by delivery of an adeno-associated virus encoding a monoclonal antibody targeting the amyloid Beta protein. PloS One,8 (3) :e57606,Epub. 2013.
41 Salauddin MD,Okuda K,Shimada M et al. Clinical application of adenovirus (AdV) :A comprehensive review. Viruses. 16;1094. 2024.
42 Okuda K,Dorf ME et al. Analysis of T cell hybridomas, II.Comparisons among three distinct types of monoclonal suppressor factors. J Exp Med 154.1838-51. 1981.
43 Minami M,Okuda K et al. H-2K-H-21- and H-2D- restricted hybridoma contact sensitivity

effectors cells. Nature,287.231. 1982.

44 Okuda et.al. Hapten-specipic T cell nesponses to 4 hydroxy-3- nitrophenyl acetyl.XI.Pseudo genetie restrictions of hybridoma suppressor factors.J.Exp.Med.154,468-79,1981.

45 Okuda K. et.al. Functional arsociation of idiotypic and I -J determinations on the antigen spccitic suppresson T cells PNAS, 78,4557-79,1981.

46 Peng Zhou et al. A pneumonia outbreak associated with new coronavirus of probable bat origin. Nature.10.1038/s41586-020-2012-7. 2020.

47 Hayes.E.D.Zika vinus outside Africa Emer. Inf.Did.15,1347-50,2009

奥田研爾（おくだ・けんじ）

１９４５年８月２日生まれ。横浜市立大学名誉教授。医学博士。感染症専門医・ワクチン学専門。横浜市立大学医学部を卒業後、ハーバード大学、メイヨークリニック等でアシスタントプロフェッサー、デューク大学客員教授等を歴任。１９８３年より横浜市立大学医学部微生物学教授、２００１年より同大学医学部長、副学長等を兼任。同大学名誉教授となり、２０１２年にワクチン研究所を併設した内科を開院。日本細菌学会名誉会員、緑膿菌感染症研究会名誉会員。日本感染症学会、免疫学会等の評議員、感染症制御専門医。英文原著論文約３５０編。著書に『新型ワクチン』（創英社）、『この「感染症」が人類を滅ぼす』（幻冬舎）、『新型コロナウイルス終息へのシナリオ』（主婦の友社）、『コロナワクチン１１４の疑問にすべて答えます』（講談社）など多数。

パンデミックはまた起《お》こる
感染症《かんせんしょう》の歴史《れきし》を知《し》り未来《みらい》に備《そな》えよ

発行日　２０２５年４月30日　初版第一刷
著　者　奥田研爾《おくだけんじ》
発行者　堺公江
発行所　株式会社　講談社エディトリアル
〒１１２-００１３　東京都文京区音羽１-17-18
電話（代表）０３-５３１９-２１７１
（販売）０３-６９０２-１０２２
編　集　青文舎（西垣成雄　宮崎守正）　田中智沙
装丁・ＤＴＰ　若菜　啓
印刷・製本　シナノ印刷株式会社

ＩＳＢＮ９７８-４-８６６７７-１０８-３　Ｃ３０４７

KODANSHA EDITORIAL